食べものが命をつなぐささやかな心がけで気がつけば101歳

馬遅伯昌

Ma Chih Hakusho

マガジンハウス

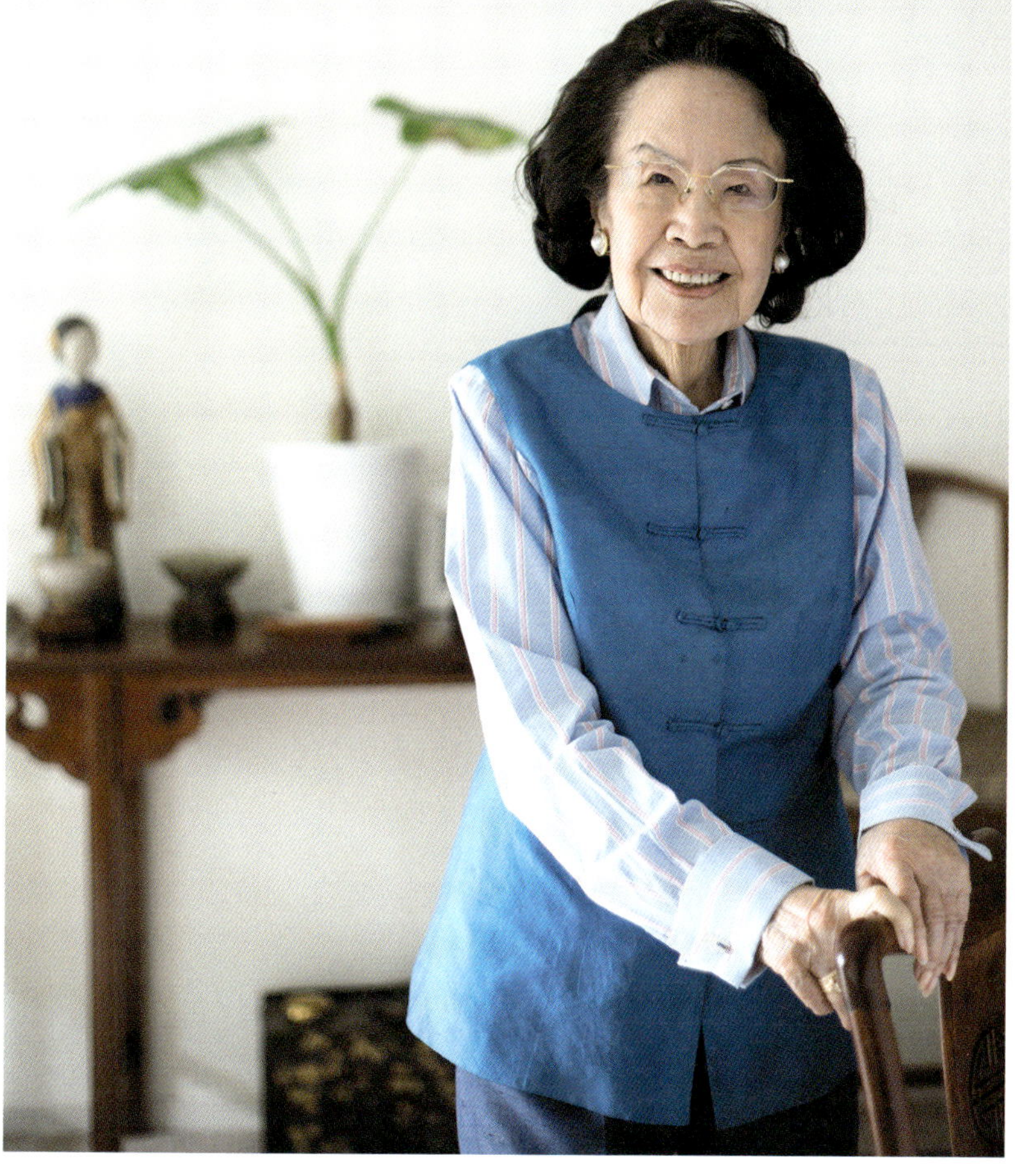

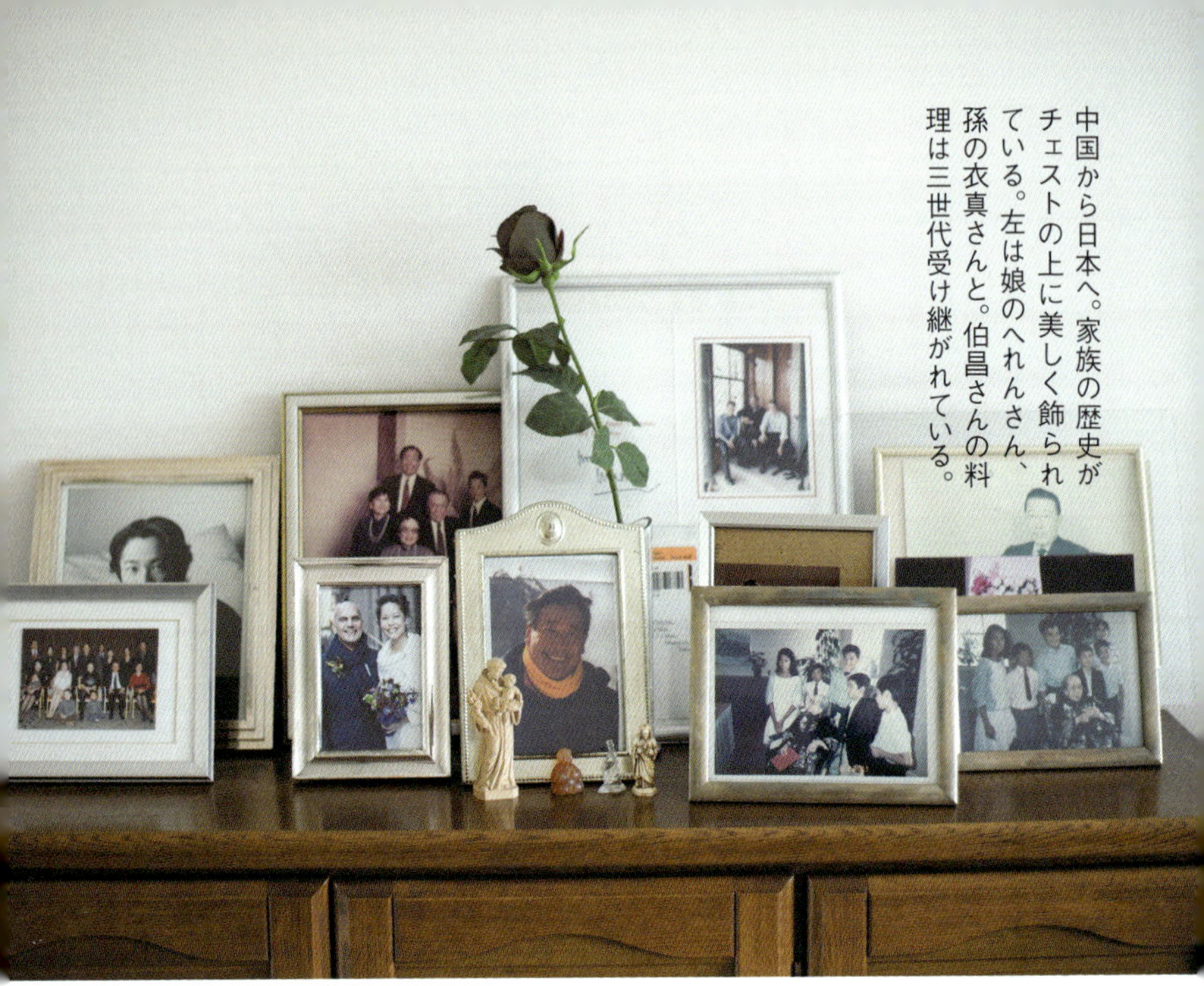

中国から日本へ。家族の歴史がチェストの上に美しく飾られている。左は娘のへれんさん、孫の衣真さんと。伯昌さんの料理は三世代受け継がれている。

目次

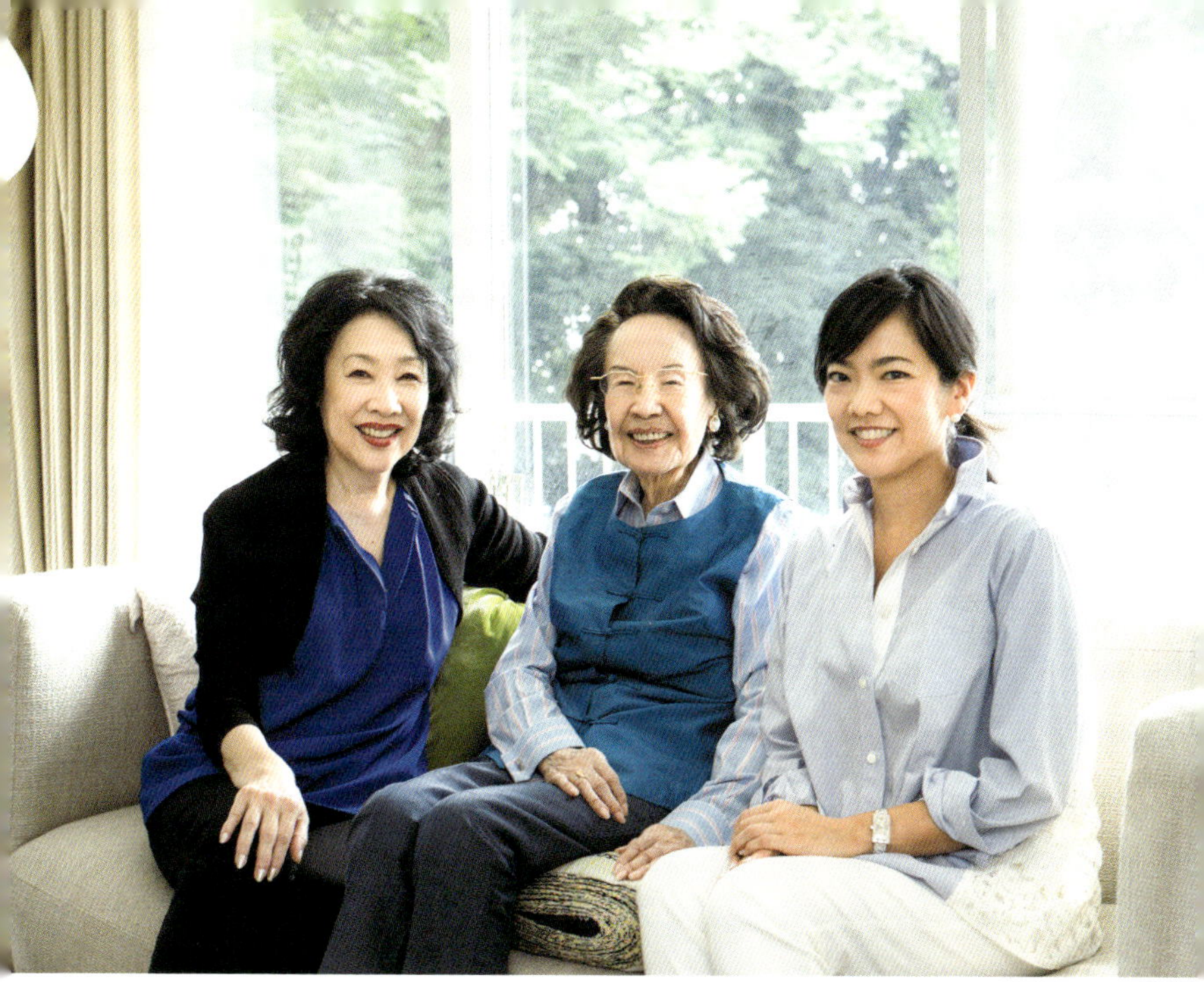

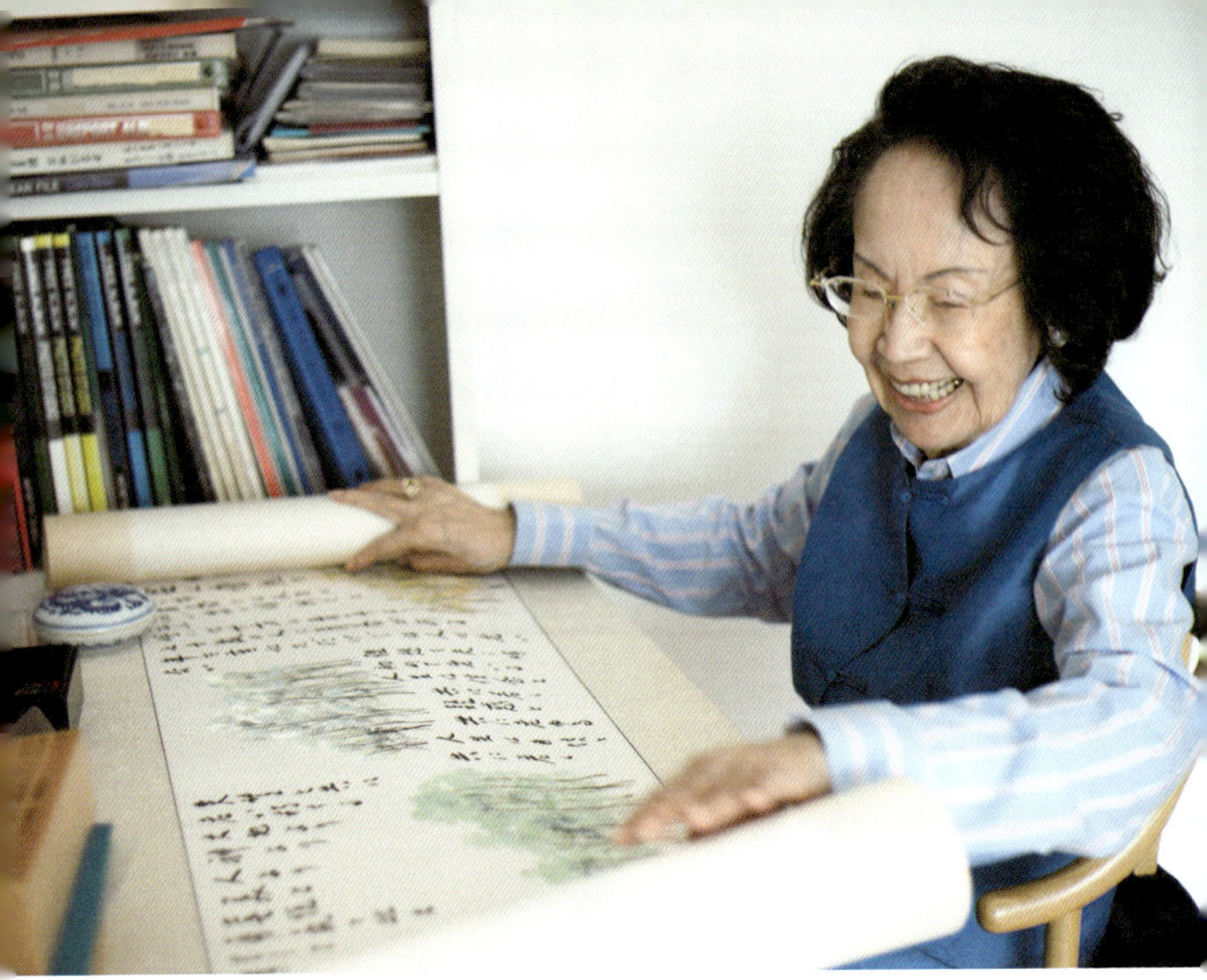

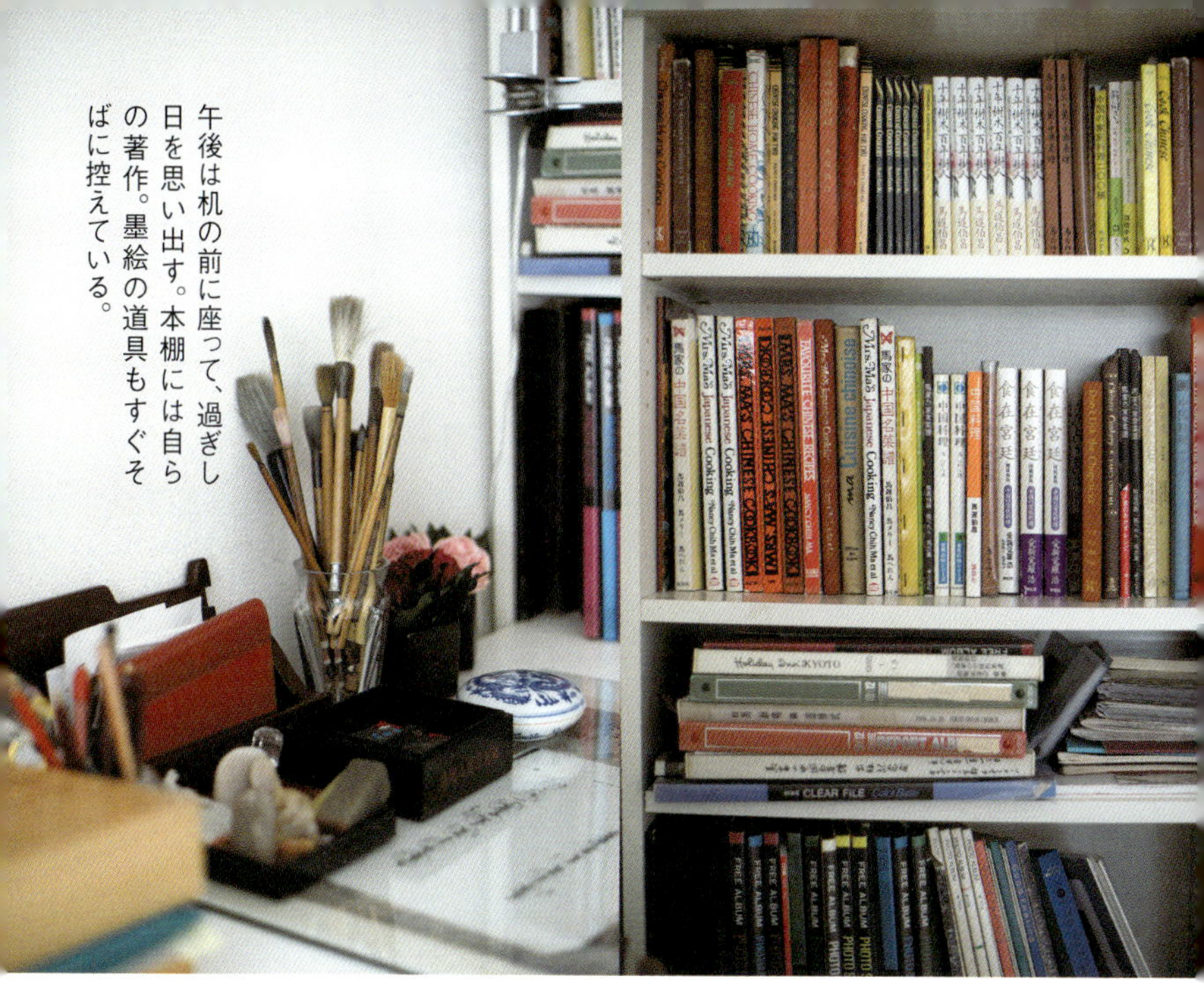

午後は机の前に座って、過ぎし日を思い出す。本棚には自らの著作。墨絵の道具もすぐそばに控えている。

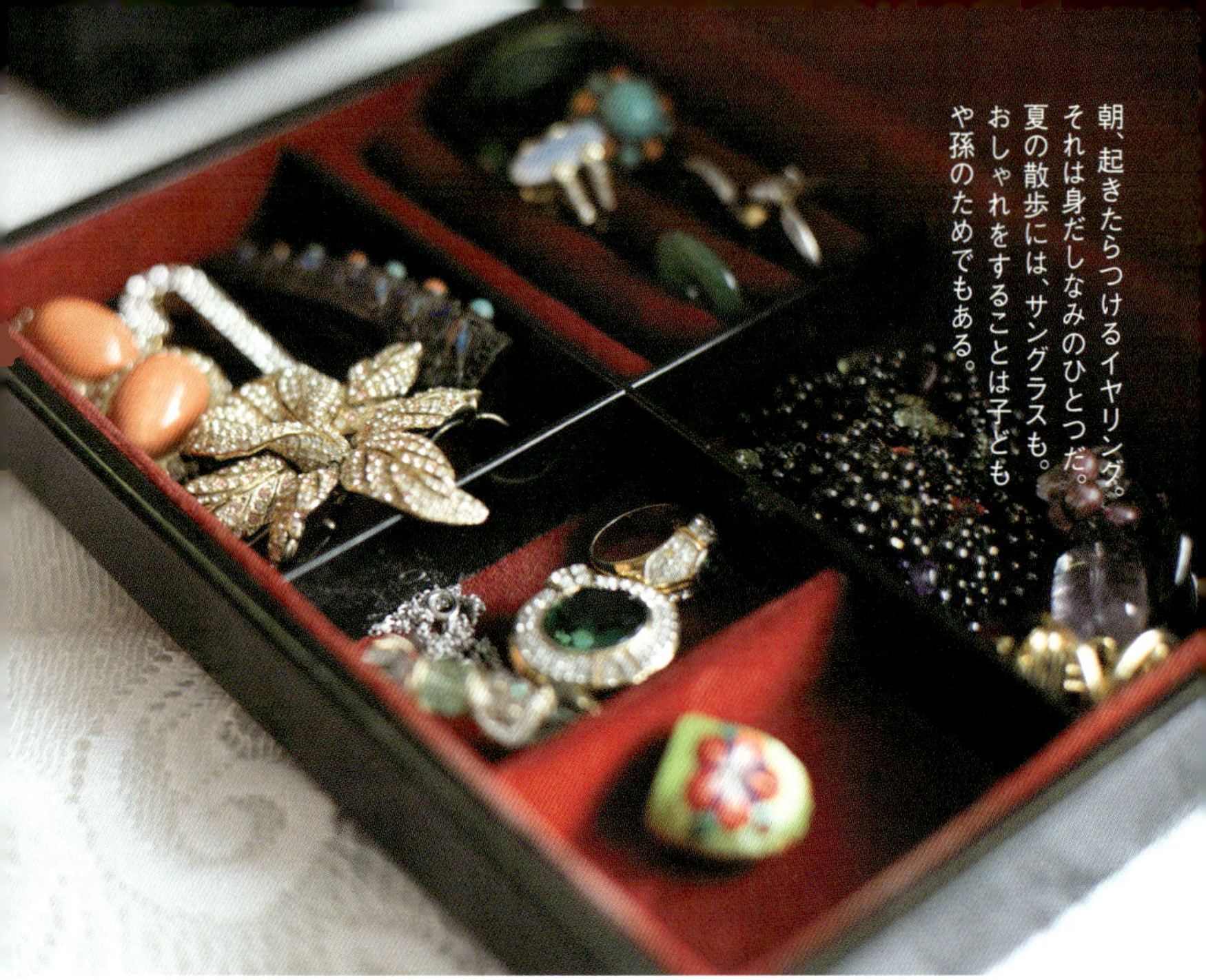

朝、起きたらつけるイヤリング。
それは身だしなみのひとつだ。
夏の散歩には、サングラスも。
おしゃれをすることは子どもや孫のためでもある。

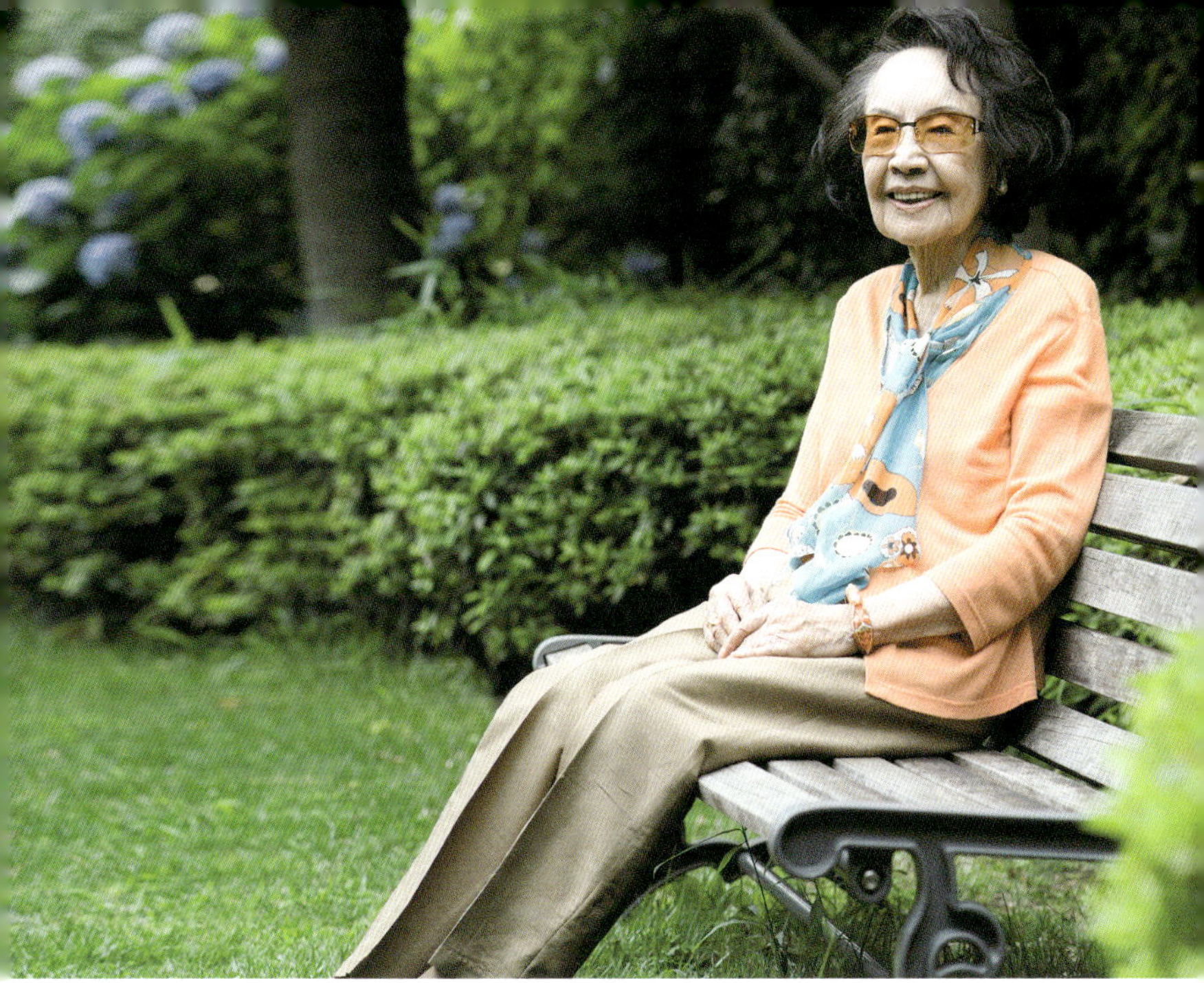

朝、起きたらすぐにイヤリングをします。
みんな驚きますが、身だしなみであり、
毎朝の楽しみでもあります。
76

「もう年だから」などとは思いません。
子どもや孫たちの鑑《かがみ》になれるよう、
いつもきれいなおばあちゃんでいたいから。
78

ぼんやりテレビを眺めることはありません。
ニュースも教育番組も
興味を持って楽しみながら見ています。
80

これまで骨折を3回経験しています。
周りに迷惑をかけたくない一心で
毎日リハビリをして元に戻しました。
82

痛み止めの薬で胃を傷つけて吐血。
以来、常備薬以外はなるべく
飲まないように心がけています。
86

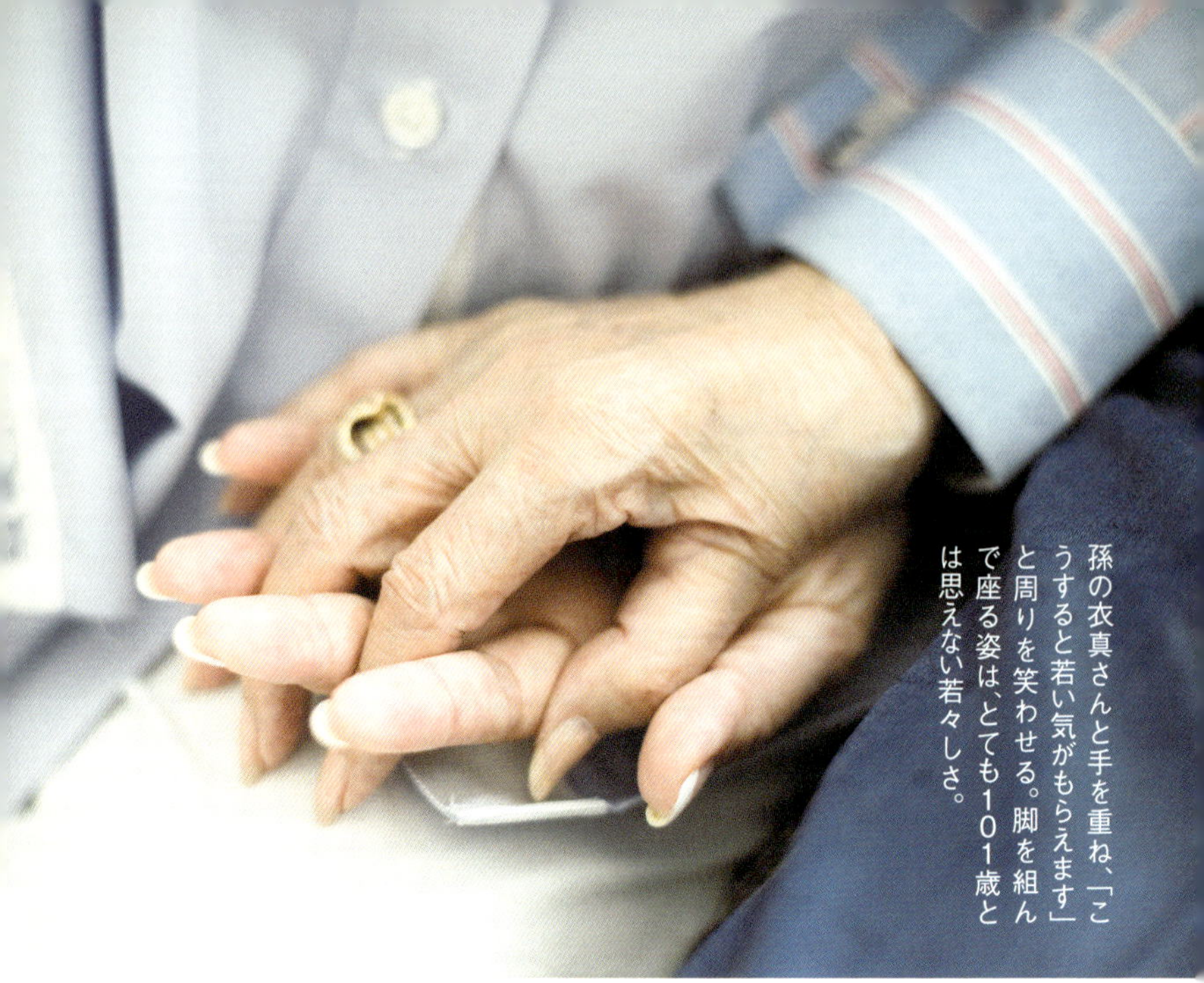

孫の衣真さんと手を重ね、「こうすると若い気がもらえます」と周りを笑わせる。脚を組んで座る姿は、とても101歳とは思えない若々しさ。

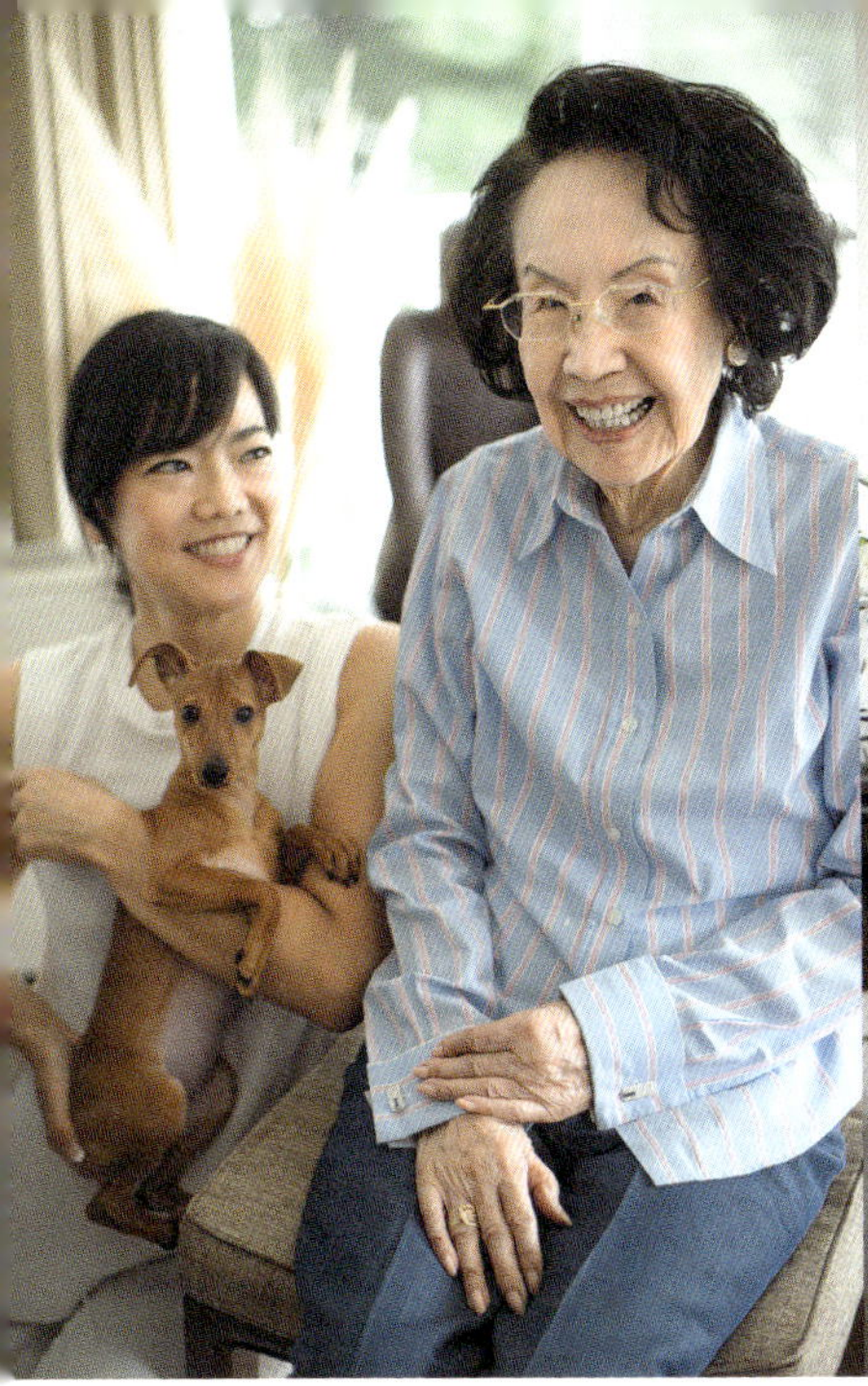
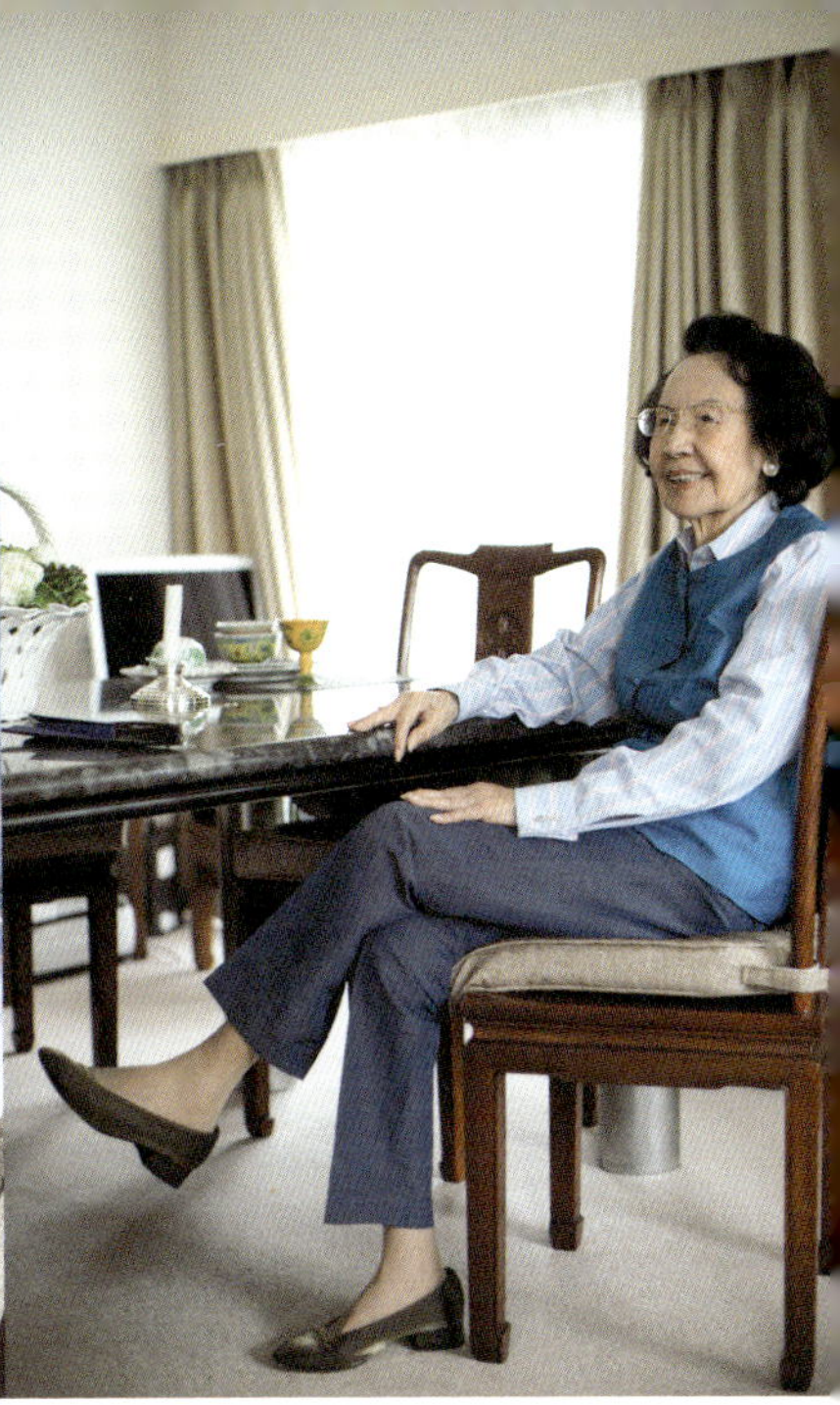

第三章 中国と日本を二つの祖国にした記憶の底の料理の味。

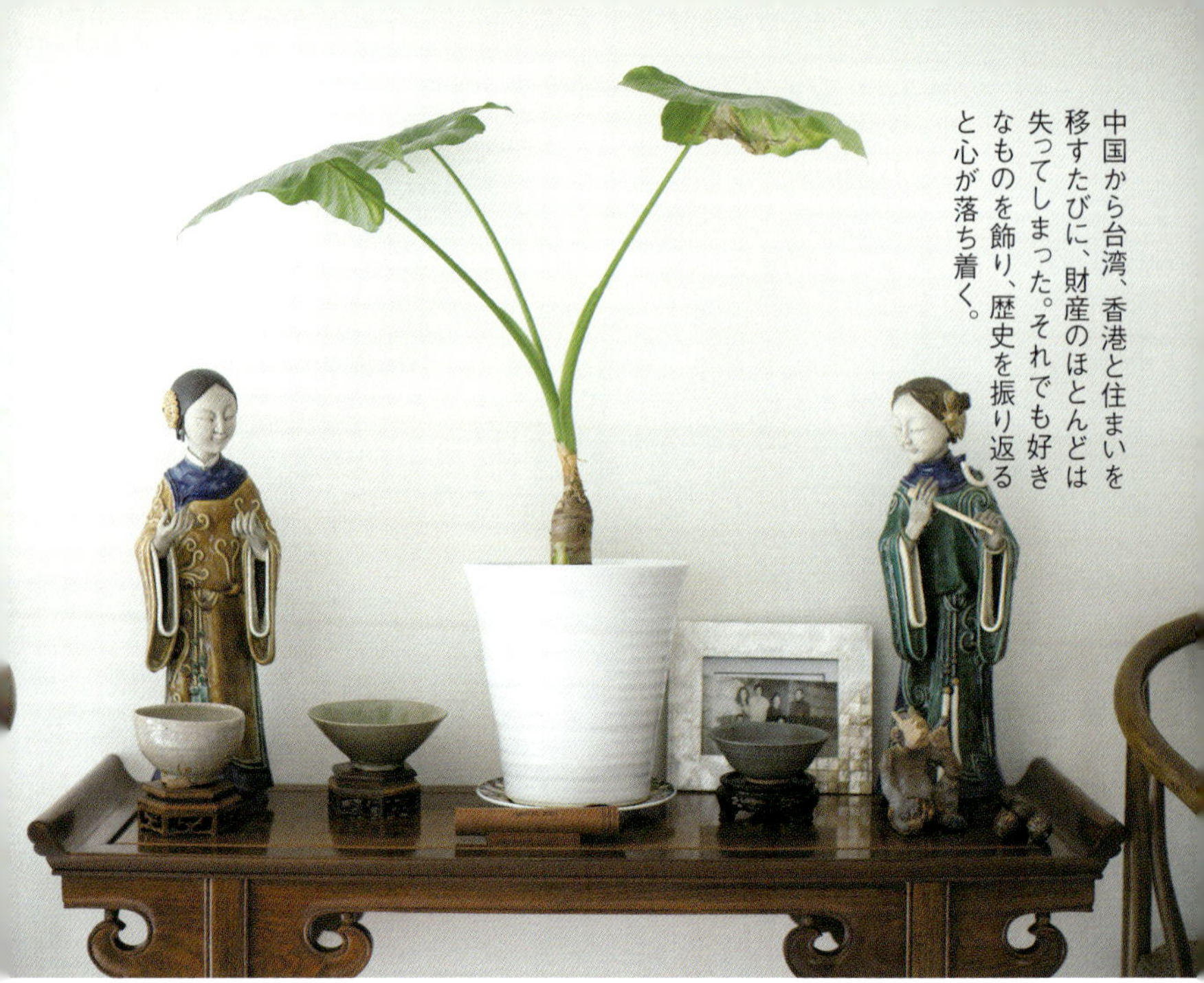

中国から台湾、香港と住まいを移すたびに、財産のほとんどは失ってしまった。それでも好きなものを飾り、歴史を振り返ると心が落ち着く。

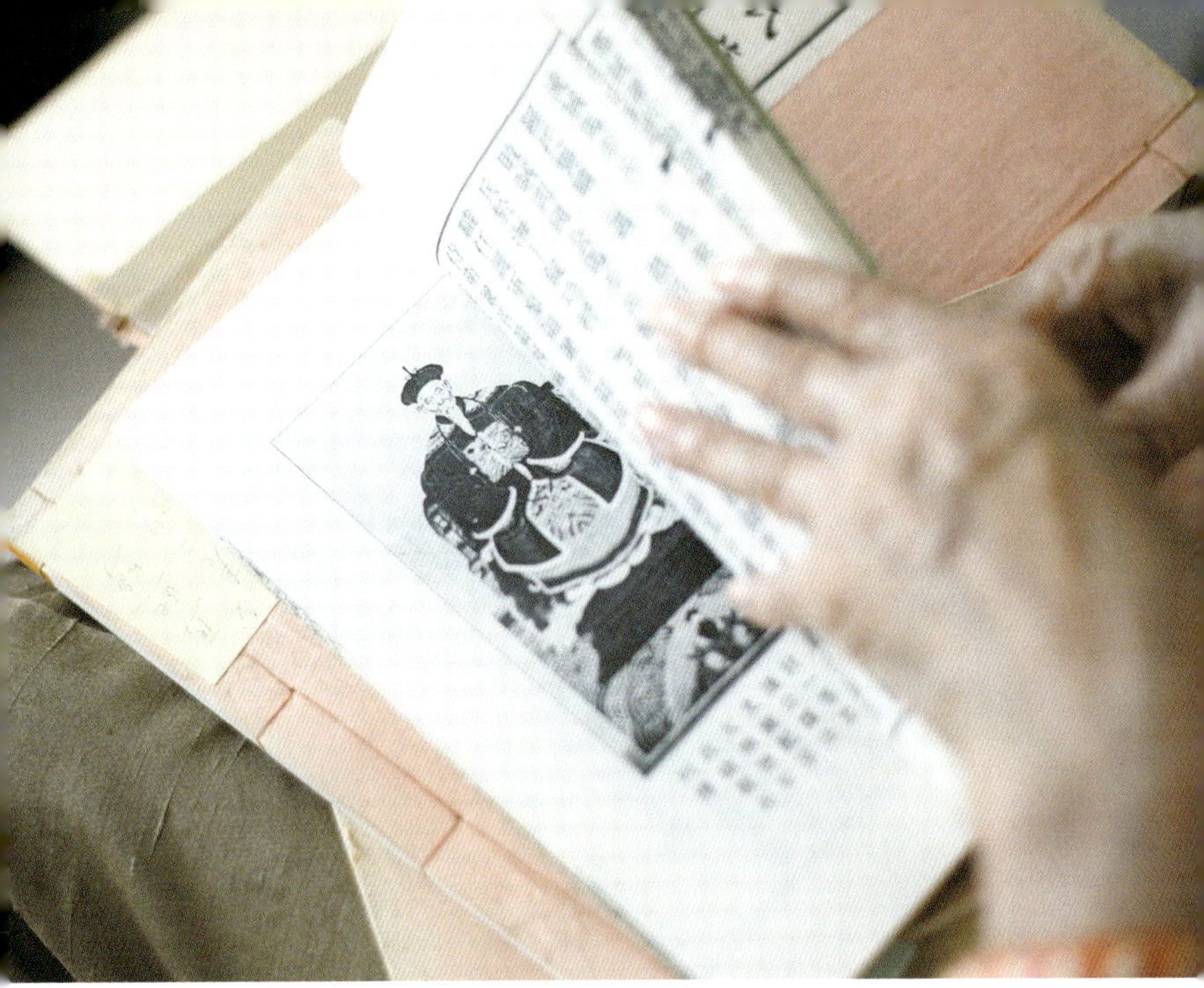

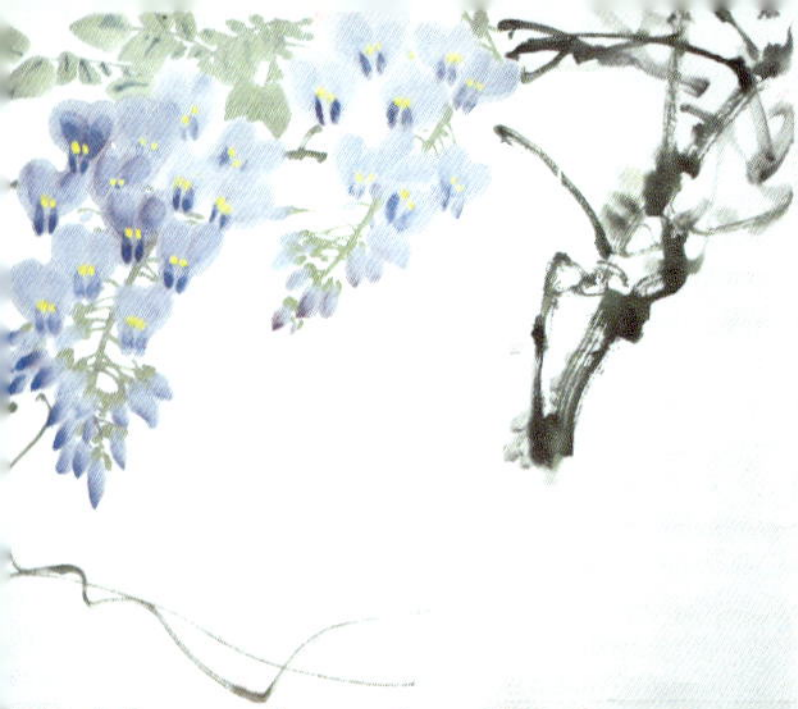

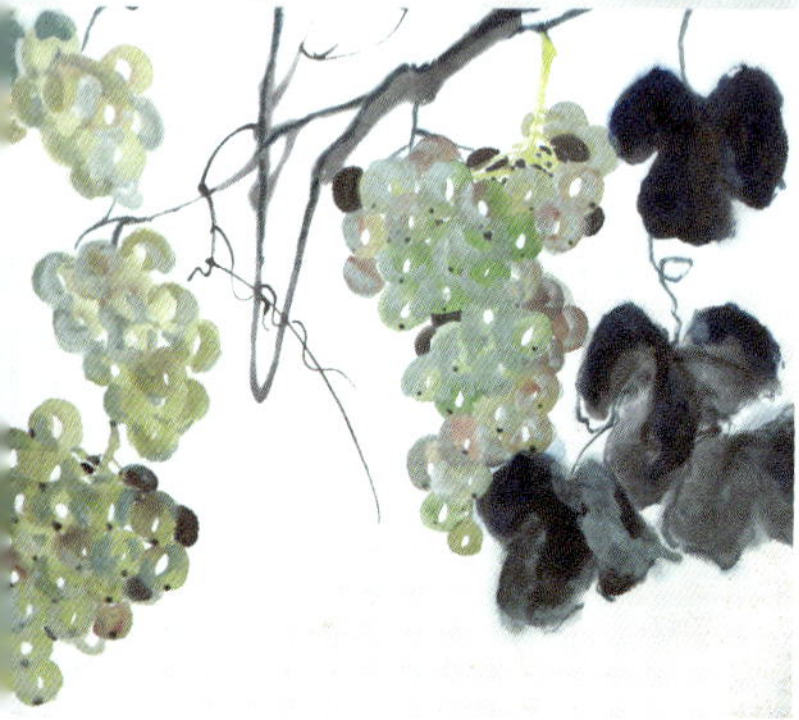

子どものころから墨絵に触れて育った。芸術を理解し、普段の生活から表現に親しむことを教えたのは父親だった。

その父親は花をテーマにした絵を好み、色や形をよく見て描くこと、精神を統一し感情を込めて描くことを教えた。

今でもその言葉を思い出しながら筆を持つ。描くものは花、植物、果実が多い。

「筆や硯など、美しい道具を眺めるだけの日もあります。実際に描かなくても、それだけで楽しい気持ちになるんです」

よく描けたものは額に入れる。とても素人とは思えない出来栄えに感嘆する人も多い。

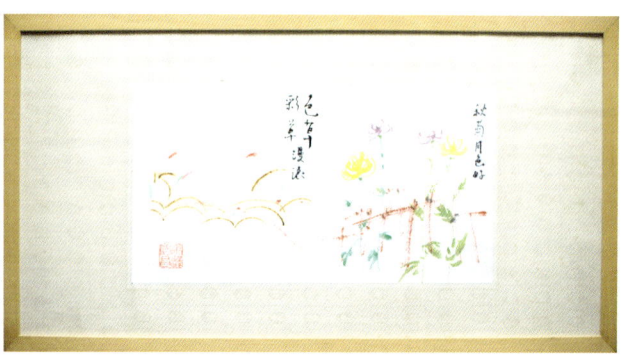

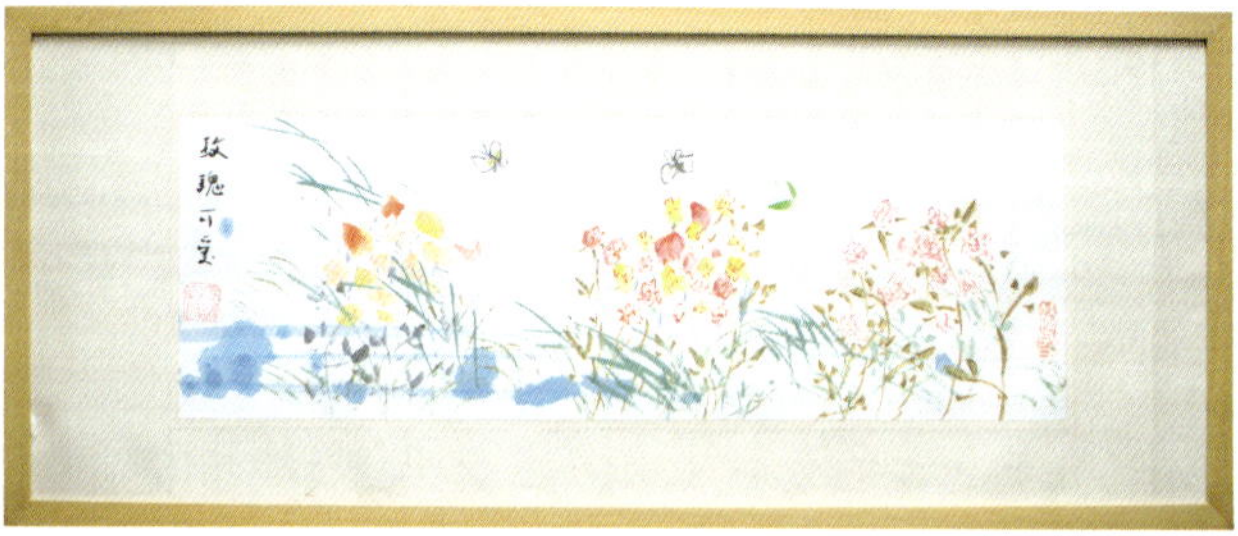

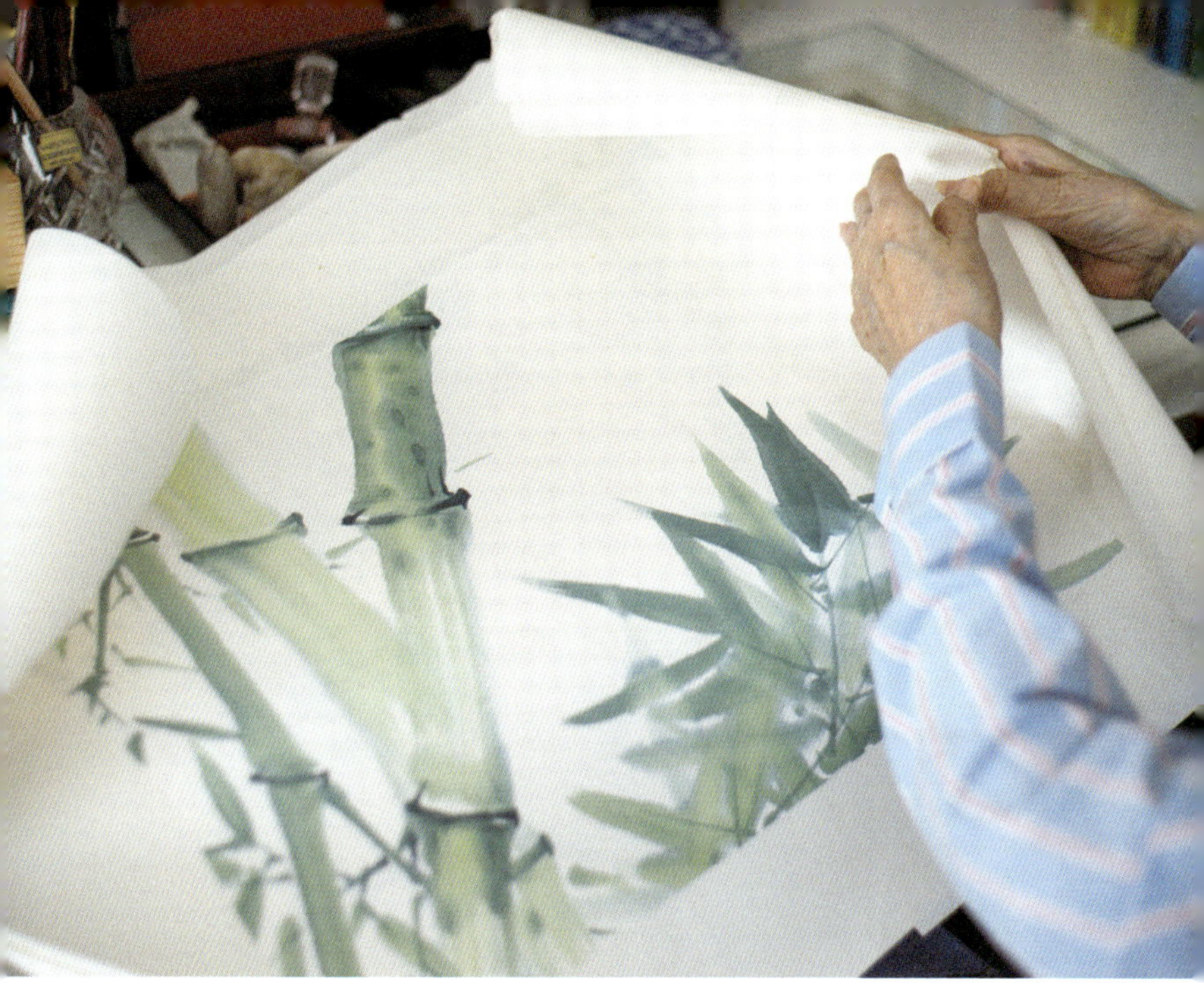

第四章
101歳まで健康でいるために実践したい料理のコツ。

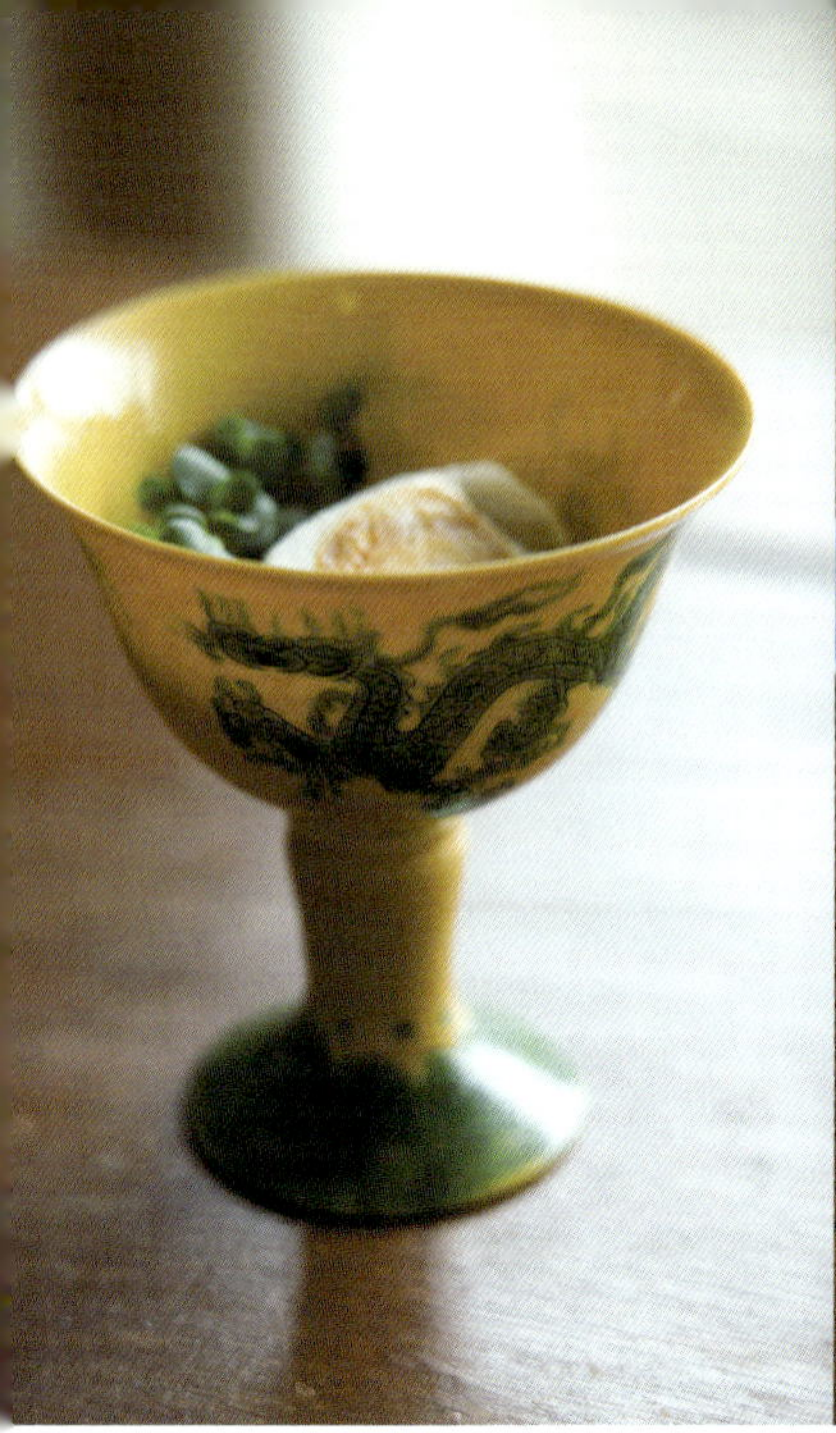
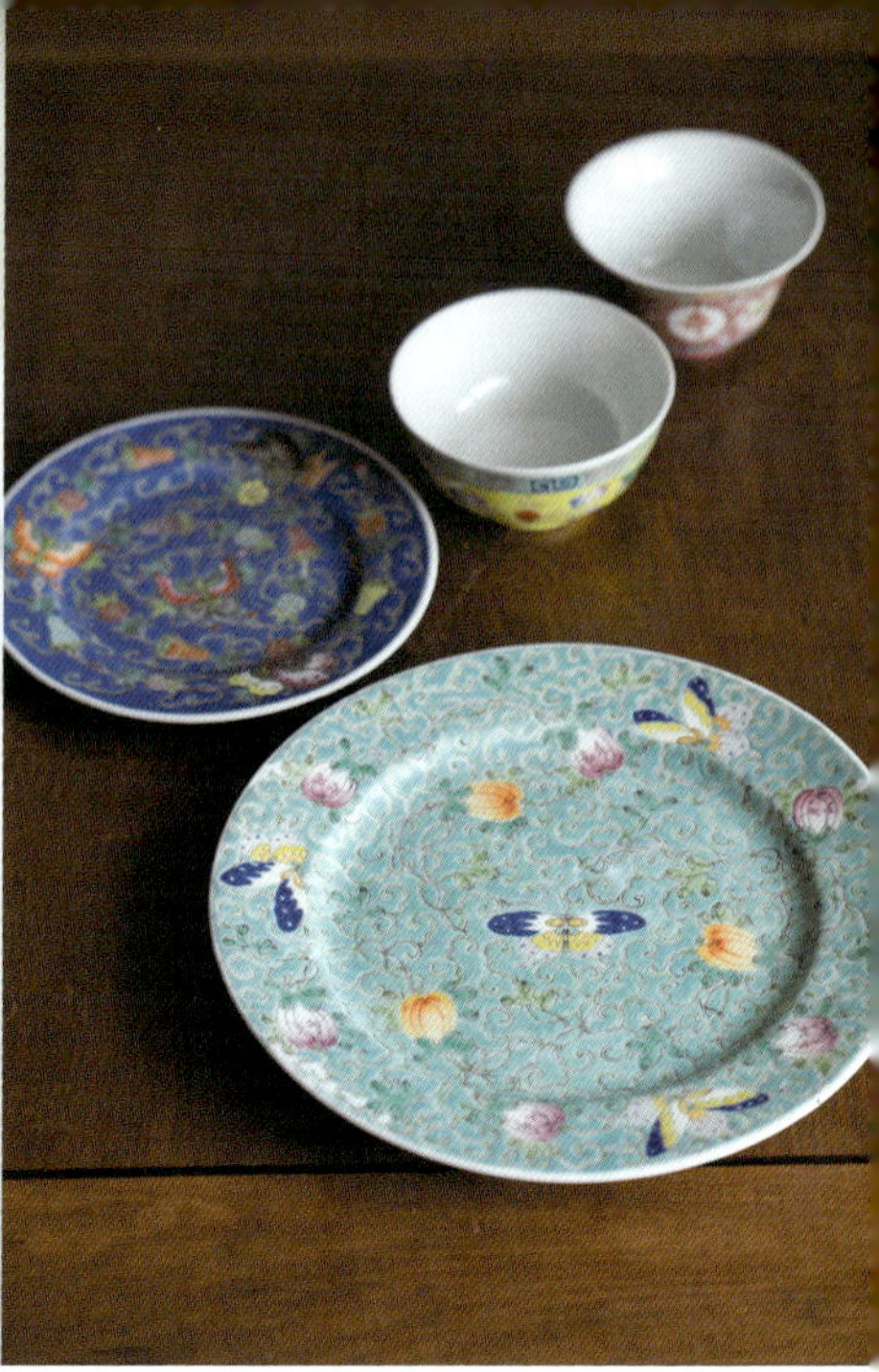

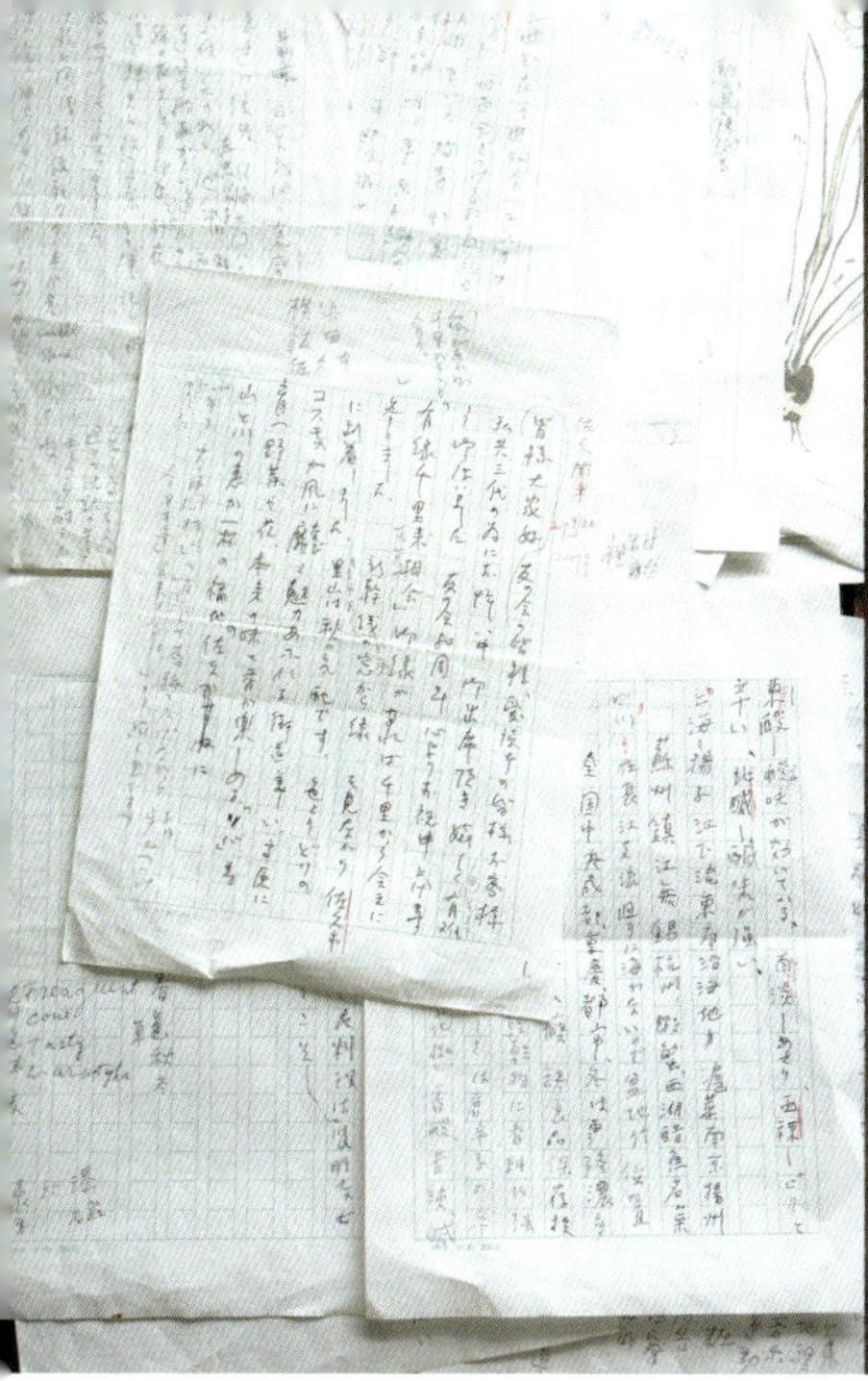

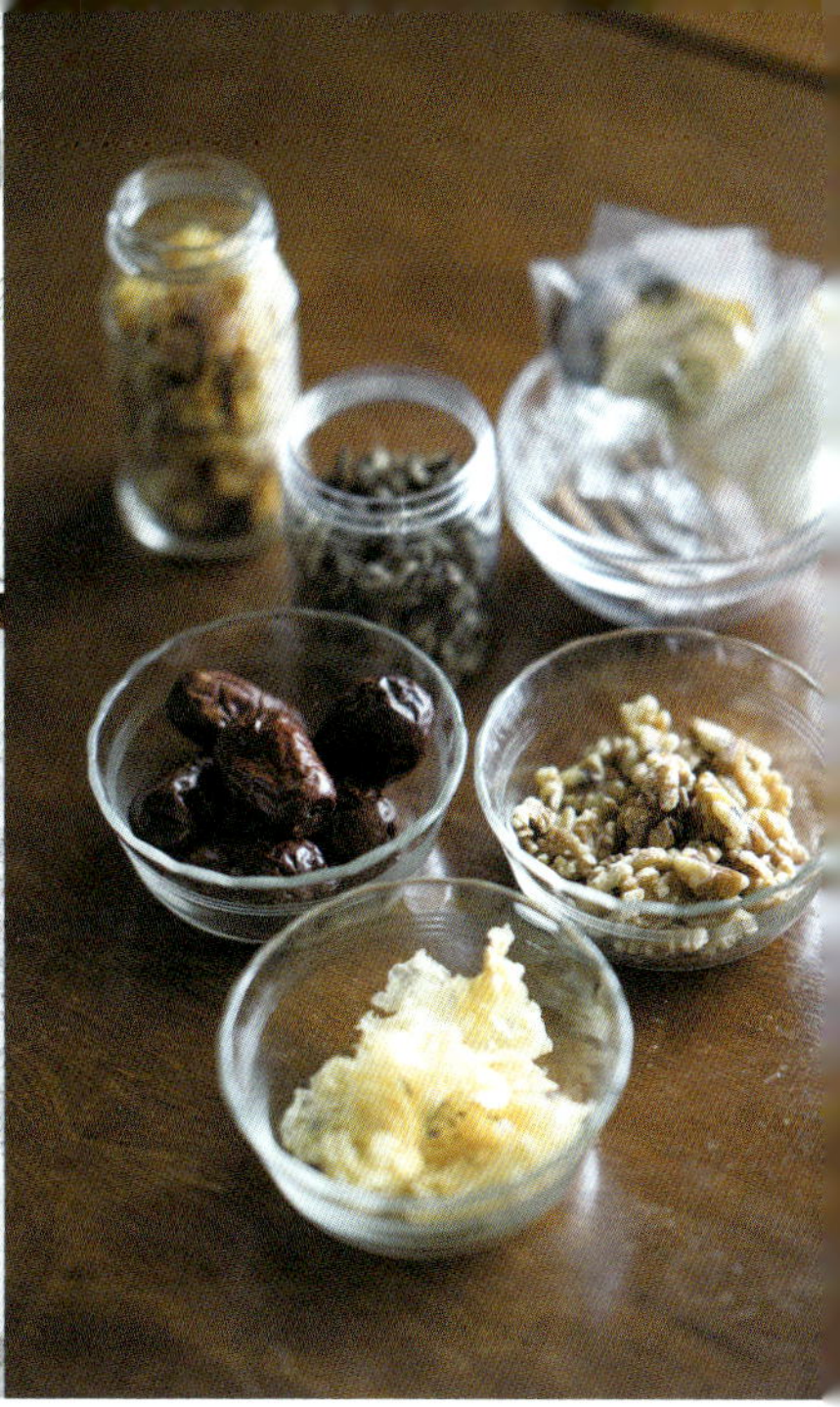

結婚当時はたくさんあった貴重な器も、ハルビンから上海、台北へと移るたびに少なくなっていった。ほんの少し残っている食器は色鮮やかで美しい。ガラスの器に入っているのは、いつも食品庫にあるもの。白きくらげ、なつめ、くるみ、干しエビ、干し貝柱、スープ用のハーブ。どれも日々の料理に欠かせない。左端の写真は、この本づくりのために毎日2時間も机に向かいながら集めた資料や覚書。いい本を作りたい、周りの期待に応えたいという強い気持ちが日々を支える。

はじめに

料理研究家の馬遅伯昌《まちはくしょう》さんは現在101歳、いまなおお元気で暮らしています。中国東北地方の裕福な家に生まれ、戦前の日本に留学して生活と言葉を学び、中国共産党政権樹立や文化大革命の混乱でほとんどの財産をなくしながらも明るく生き抜き、やがて第二の故郷ともいえる日本で中国料理の豊かさとおいしさを伝えることになります。

そのきっかけを作ったのは、元宮家の夫人たち。

「こんなにお料理がお上手なら、私たちにも教えてくれませんか?」というお誘いから新たな人生が始まりました。

料理の評判は日本だけにとどまらず、アメリカで出版した料理本が大評判になり、ニューヨークのテレビ番組からインタビューを受け、ハリウッドスターのダニー・ケイからの直接オファーで「ダニー・ケイ・ショー」にも出演しています。料理を通じて日本に中国の文化を伝えるべく、東京に中国料理店もオープン。多くのお客さんで賑わい、今も名店として語り継がれています。

波乱に満ちた人生を送ってきた馬遅伯昌さんが、いまも元気で暮らしているのには何か理由があるに違いない。日々の食生活なのか、暮らし方なのか、あるいは気持ちのありようなのか。

実際にお会いすると骨折でやや歩行が困難なこととお耳が遠いことを除けば、とても101歳とは思えないほどイキイキと話し、少女のように屈託なく笑い、好奇心で目が輝いていました。

そして元気と若さの秘密を時間をかけてうかがい、馬遅伯昌さんの手になるていねいな覚書も併せて、読みやすくまとめたのがこの本です。

日本と中国の食の知恵、健康を保つ生活習慣、頭の中の整理法、暮らしの楽しみ方。本編に描かれる豊かな人生のエッセンスが、多くの方々の健康と充実に必ずやつながると確信しています。

第一章

101歳まで元気でいられる日々の食と昔ながらの知恵。

どんなときでも1日3食、若い人たちと同じように食べ、力が出る肉も積極的に献立に。骨が弱くなったと感じたら乾物でカルシウムをたっぷりと。齢を重ねてなお元気なのは、誰もが真似できる日々の食のおかげです。

私の長生きに秘密があるとすれば
とにかく毎日よく食べること。
今も若い人と同じように食べています。

中国人は何より食べることを大切にします。字ひとつをとってもそれがわかります。「食」という字は「人を良くする」と書きます。そして私たちは日々の食べものを大きな薬、病気やケガを治す薬は小さな薬と呼んでいます。

というのも、4000年ともいわれる長い歴史を持つ中国料理の根源は「医食同源」です。すべての穀物は栄養となり、すべての肉は益となり、すべての野菜や果物はそれぞれの栄養の働きを助け、すべてのスパイスを加えることで病気が予防できる、と考えます。1日の食事でなるべく多くの食材を、いろいろな方法で食べてこそ、食は薬になるのです。

私も大きな薬である食をとても大事にしています。ずいぶん前から、

「いつまでも元気でいる秘訣は何ですか?」

「どんなものを食べると長生きできますか?」

とよく聞かれるようになりました。

「長生きできる食べものはこれです」

などと言うことはできません。ひとつのものを食べ続けて健康でいられるとは

思わないからです。

あたりまえのことですが、バランスよく食べることが何より大事なのです。それは1食の料理のバランスのよさでもあり、数日のうちにバランスを整えるようにしてもいいのです。

昨年の暮れに左腕と肩を骨折してから自分で料理を作れなくなってしまいましたが、何を食べたかはよく覚えています。前の日はお肉をたくさん食べたら、翌日は緑の野菜をたくさん食べます。

大きな薬は偏ってはいけません。

私自身、ここまで生きてきたことに特別な理由があるとは思わないのですが、娘のへれんは、

「お母さんはとにかくよく食べる。それが元気の秘訣よ」

と言っています。たしかにそのとおりかもしれません。

中国料理店「華都飯店《シャトー》」を開いた1965年から、おいしいものを食べながら交流を深める「華都美食会」を定期的に開いてきました。今もまだ続いていて、

私も欠かさず出席していますが、この会のコース料理は残さず食べてしまいます。
たとえば今年の6月はこんなメニューでした。
季節の前菜
冬瓜のスープをいろいろな具材と共に
帆立の揚げもの枝豆入りソース添え
豚フィレと野菜の炒めもの
蒸しエビのチリソース
牛肉とレタスのあんかけ焼きそば
季節のデザート
7品すべてをおいしくいただきました。みなさんと同じように、同じ量を、楽しくおしゃべりをしながらいただく。100歳を超えてもそんなに食べるのですか、と驚かれるでしょうか。
でもこれが私の元気の秘密なのかもしれません。

おなかがすかないときは
グルグル歩き回って空腹にします。
どんなときでも必ず1日3食です。

おなかがすいていないとき、みなさんはどうしていますか？1食抜いたり、量を減らしたりしているかもしれませんね。

私もお昼に食べ過ぎてしまって、夜になってもおなかがすかない、ということがあります。そんなときでも「食べない」ということはあり得ません。よほど病気で具合が悪いとき以外は、どんなときでも1日3食、必ず食べます。

おなかをすかせるために家の中をグルグル歩き回ったりすることもあります。おなかがすかなくて食べられないなら、すかせるための運動をするのです。

この話をするとよく驚かれます。

年をとってからはさすがに量を多少減らしたりはしますが、食べものはからだを作るのですから、食べないという選択肢はありません。

固茹でにした卵を半分に切ってそこにお醤油を少々。あまりおなかがすいていないときに食べる、大好きなメニューです。

いつも同じものを食べたくはありません。
といっても、材料は同じでいいのです。
調理法を少し変えるだけでまるで違います。

私がどんな毎日を送っているか、お恥ずかしいですが、少しご紹介します。

朝は7時に起き、まずはカーテンをパーッと開けます。今、住んでいるところはマンションですが、窓から広い庭が見えます。早く木々の緑が見たくて、早く青い空が見たくて、ゆっくり寝ていられません。

それから歯を磨き、洗顔をし、顔にローションなどをつけます。これは身だしなみ。それからテレビをつけてニュースを見ます。

去年、左腕と肩を骨折してからは自分でキッチンに立てなくなり、娘に食事を作ってもらっているので、娘が起きてくるまでは静かにしています。

朝食は9時頃で、メニューは昔も今もほぼ同じです。

パン、卵、ソーセージかハムかベーコン、それにカフェオレかミルクティー。パンは食パンだったり、バターを使ったブリオッシュのようなものだったり、卵もスクランブルエッグの日も、両面焼いた目玉焼きの日もあります。パンにはハチミツをつけたり、ジャムにしたり。

食材は同じでもまったくかまいませんが、調理法は毎日変えたいのです。

同じ料理を食べ続けるのはいかにも寂しいし、楽しみがありません。ほんの少し見た目と味が変わるだけで、きょうは何かなとうれしくなるものです。

果物は決まって食べる、ということはありません。ビタミンがたっぷりでからだにいいのでしょうが、酸っぱい味があまり好きじゃないんです。

からだのためだからと、無理して食べたりはしません。

食事をしながら、朝、テレビで仕入れたニュースを娘に聞かせ、食後はさらに1時間か1時間半かけて新聞を読みます。文化、政治、経済、家庭、スポーツなどあらゆる記事を読みますが、昔から好きなのは「朝日新聞」の天声人語。いろいろなことを知ることができ、一日でもっとも有意義な時間です。

それからお昼までの時間に、よく手紙を書きます。いまはみなさん、コンピューターや携帯電話でメールのやり取りをするのでしょうが、私は手書きです。娘や息子、孫やひ孫、友人たちが世界のいろいろなところにいて、よくお便りをくれます。それに返事を書くのです。

英語のことも中国語のことも、日本語のこともあります。

中国語の手紙を読むと頭の中が中国語に、英語なら英語の頭に切り替わるのだから不思議なものです。

などと自慢気に言っていますが、自分が書いた字を見ると笑ってしまいます。「東倒西歪《とうとうせいわい》」。字があっちに向いたりこっちに向いたりしています。

腕を骨折したせいでだいぶ下手になりましたが、それも仕方ないことですね。笑ってすませています。

私は卵が大好きで毎日食べ続けています。
コレステロールを気にされる人もいますが、
私に限ってはあまり関係がないようです。

私は卵が大好きで、朝、昼、晩と1日3個も食べることがあります。卵はコレステロール値を高めるからいけない、という人もいますが、私にはほとんど影響がないようです。娘のへれんに「何が食べたい?」とよく聞かれるのですが、自分では意識していないものの卵料理を希望することが多いそうです。朝は目玉焼きやスクランブルエッグ、昼は卵サンドイッチ、夜は卵炒め。普段食べているものを思い出すと、自分でも本当に卵好きだなぁと思います。

午後はよくお手伝いさんと一緒に散歩にも行きます。といっても、住んでいるマンションに小さな庭がついていて、そこをゆっくりと歩くだけです。時間にしたら15分か20分ぐらいでしょうか。短い時間ですが、足のためにはそうやって歩くことが必要だと思っています。

散歩のあと、時間があれば墨絵を描いたり、昔のことを思い出して文章を書いたり。昼寝を少しだけする日もあります。

ボルシチがとても好きです。
おいしいのはもちろん、
肉も野菜もたっぷりとれます。

私は中国東北部、今の遼寧省《りょうねい》にある営口市《えいこう》で生まれました。父の実家である遅《ち》家は当時、アメリカのスタンダード石油の中国東北地域の総代理店をしており、広い家に曽祖母、祖父母、両親、私たち4人の子どもの4世代が一緒に住んでいました。

6歳まで営口で育ち、その後は父の仕事の都合で奉天（今の遼寧省瀋陽《しんよう》）、そしてさらに北のハルビン（黒龍江省《こくりゅうこうしょう》）へと移り住みました。

ハルビンは東北地方最大の都市で、シベリア鉄道でヨーロッパへとつながっていました。

リラの並木道は春になると美しい紫色の花が満開になり、フランス、ドイツ、スイス、イギリスのお店が軒を連ねていて、まるでヨーロッパのようでした。

夏はハルビンから渡し船に乗っていく太陽島というリゾートに、日本人やドイツ人、ロシア人、フランス人が避暑に訪れます。

冬は氷点下40度にもなる厳しい気候でしたが、私は春から夏にかけての華やかさが大好きで、寒い時期はその華やかさを思って過ごしたものです。

北にはロシアとの国境があり、町にはロシアの人たちがたくさん住み、ロシア風の建物もありました。

当時、良家の子女はピアノが弾けなければいけないと言われ、私のピアノの先生はロシア人。家には中国人のシェフだけでなく、ロシア人のシェフもいて、朝はパン食、昼はロシア料理、夜は中国料理ということが多かったように思います。なかでも私はボルシチが大好きで、お昼にボルシチが出るととてもうれしかったことを覚えています。

やわらかくなるまでじっくり煮込んだ牛肉、にんじん、玉ねぎ、じゃがいも、キャベツと野菜もたっぷり。栄養バランスがとれているうえ、酸味のあるトマトのスープが食欲をそそります。

日本で暮らすようになってからも、ボルシチはよく作りました。子どものころに食べたロシア人シェフの味を再現するため何度か試作をし、ようやく懐かしい味をわが家の食卓にのせることができました。

9年前、部屋の絨毯の端にスリッパをひっかけて転び、大腿骨剥離で3か月ほど入院し、ようやく家に帰ったとき、娘が「久しぶりに食べたいものはある？」と聞いてくれました。

何にしようか大いに迷いましたが、それもほんの一瞬、すぐに「ボルシチがいいわ」と答えました。

それほど好きな料理です。

年を取ると肉を食べなくなる人もいますが、
私は大好きでよく食べます。
肉を食べないと力が出ないと感じるのです。

中国では人の外見から健康状態を測ることがあります。たとえば顔色がよくないときは、ほうれん草やにんじんを食べなさいと言われます。栄養学的には鉄分とビタミンを補おうということですね。元気がなさそうな人には肉を食べさせます。動物性たんぱく質で元気にということでしょう。魚も動物性たんぱく質ですが、中国では魚よりも肉なのです。日本人は中国人に比べて肉を食べる量が少ないように感じます。肉をよく食べる人は攻撃的になり、魚を多く食べる人は冷静でいられる、などという人もいますから、その喩えでいうと中国人はライオンのようでしょうか。

私も肉が大好きで、肉を食べないと力が出ないように感じます。冷蔵庫の中には自家製の叉焼《チャーシュー》を入れていて、切らしたことがありません。そのまま食べてもいいし、麺にのせたり、刻んで炒飯に入れたりもします。

こんなに肉が好きなどと言っていると、本当にライオンのように思われてしまいますね。

冷凍庫に鶏だしをストックしています。
スープが簡単に作れ、からだにもいいから。
日本の味噌汁も好きでよく食べます。

ボルシチだけでなく、スープが好きでよく食べています。スープの素があれば、あとは季節の野菜や豆腐、卵などを入れてすぐに1品になります。簡単だし、熱を加えると野菜はカサが減ってたくさん食べられ、栄養もたっぷりとれます。

私は昔から、丸鶏に帆立の貝柱や生姜、ねぎなどを入れて煮て、スープをたくさん作っておきました。それを冷まして密閉容器に入れ、冷凍しておくと忙しいときにとても便利。うちでよく作るのは鶏スープに卵とほうれん草を入れたものです。鶏のスープが切れているときは、にんじんやキャベツなどの野菜を切って生姜で香りをつけたサラダ油でジャーッと炒め、水を加えて煮立てるだけでもかまいません。それに塩、胡椒で味を調えれば、野菜だしのスープになります。

日本で暮らすようになってからは味噌汁も大好きになりました。中華スープと同じように旬の野菜や豆腐、卵などを入れておいしくいただけます。とくに味噌は発酵食品だから、からだにもいいですよね。

中華風のスープでも味噌汁でも、とにかく汁ものは毎日食べたいもの。食欲がないときに栄養をとるのにもぴったりです。

干しエビと貝柱も常備しています。
年を取ってからのカルシウム不足に、
汁ものや炒めものに加えていただきます。

私は干しエビが好きで、ストックを切らしたことがありません。干しエビを煮て春雨を加えるだけで、エビのだしのスープになります。春雨の代わりに野菜があれば入れてもいいし、豆腐や牛肉を加えてもおいしい。鶏だしのスープとはまた違った、さっぱりした味わいがあります。

干しエビのだしは炒めものに使うこともできます。とろみをつけるときに片栗粉を水で溶かしますよね。水の代わりに干しエビのだしで溶くのです。これだけでもぐっとおいしくなります。だしを取った干しエビはみじん切りにして炒めものに加えて食べましょう。

骨折を経験してからはとくに意識して干しエビを食べるようにしています。優秀なカルシウム源で、骨にはいい食材です。

干しエビと同じように帆立の貝柱も常備し、スープにしたり、炒めものに入れて使っています。とてもいいだしがとれるし、食感もいい。私たちの時代はただおいしいからと食べていましたが、栄養を調べるとタンパク質が豊富で脂肪が少ない、なかなか優秀な食品だったのです。

私が育った中国の東北地方では
「三白」がからだにいいといわれていました。
どれも簡単に手に入る身近な食材です。

中国では「食べものは大きな薬」と言います。医食同源と同じ意味で、食事が私たちの健康を保つと考えます。いいものを食べればいつも健康、よくない食事を続けていれば病気の原因になるのです。

どんなものがからだにいいのかは、気候や風土、季節によって違ってきます。中国はとても広いので、同じ中国といっても食に対する考え方はさまざまで、私が生まれ育った中国の東北地方では「三白」、すなわち3つの白い食材がからだにいいと言われ、よく食べたものです。

その3つの白いもの、何だと思いますか？

白菜、豆腐、白身魚です。

なんだ、そんなものか、と驚かれたかもしれませんね。

中国の東北地方は大豆の生産がとても盛んで、豆腐や豆乳など大豆製品をよく食べます。豆腐だけでも何種類もあるくらい。また、水で戻した大豆は塩漬けの魚と一緒に煮たりします。

白菜も大地が凍る前にたくさん収穫します。寒い地方なので冷蔵庫などがなくても長く保存することが可能で、漬物にすることもでき、野菜が不足する冬には貴重な食材です。

そしてこの2つの食品はよく鍋料理に使います。

東北地方の真冬はとても寒く、気温が零下30度を下回ることも少なくありません。この2つの白い食材を鍋に入れ、からだの中から温めることで健康が保たれるわけです。

3つ目の白い食材、白身魚は春先に食べます。

凍っていた海がぬくみ、漁師さんたちが海に出ていきます。

大連という海辺の町では春になると魚はもちろん、エビやカニがたくさん水揚げされ、町に活気が戻ります。淡泊でどんな料理にも仕立てられる白身魚は暖かくなってからの楽しみでした。

当時は栄養学の知識などありませんでしたが、今から思えば、大豆製品は植物性のたんぱく質がとても豊富。白菜はビタミンやミネラルを含み、白身魚は動物性のたんぱく質です。

からだをつくるたんぱく質2種類とビタミン、ミネラルを風土に合わせておいしく食べていたことになります。

私の実家では、この3つの白い食材のうち、どれかひとつは必ず献立に入れていました。

経験から得た昔の人の知恵とは、とても理に適っているのですね。

ほうれん草の赤い根元は栄養たっぷり。
ビタミンCが豊富なじゃがいもは
もともと薄紫の美しい花で知られていました。

最近はほうれん草の根元には泥が付いているからと、バッサリ切って捨ててしまう人が多いかもしれません。もともと栄養が豊富な野菜ですが、根元の赤い部分にはもっとも良質な栄養が詰まっています。子どもたち、とくに娘の顔色がよくないと鉄分が豊富なほうれん草を、赤い根っこの部分も含めてよく食べさせたものです。

ビタミンCが豊富なじゃがいもはヨーロッパで大事にされている食材です。もともとかの地で広く人々に知られるようになったのは、薄紫の美しい花が理由です。最初は食品というよりも、鑑賞用として花が愛でられていたようで、かつてフランスのルイ16世とマリー・アントワネット妃は、じゃがいもの花をブーケにして舞踏会に出席したそうです。その後、野菜としてのおいしさ、栄養の豊かさが知られ、愛されるようになったのですね。

クコの実は水で戻して料理に入れたり
そのままおやつとして食べたりします。
中国では血をサラサラにするといわれています。

昔と違って、いまは中華食材も比較的手に入れやすくなっています。私がみなさんにおすすめしたい中華食材のひとつがクコの実です。クコの木になる赤い小さな実で、干した状態で売られています。

私が中国にいたころはからだや目にいい実、ということだけしかわかりませんでしたが、いまは血液をサラサラにしたり、高血圧を緩和したり、血糖値の上昇を防ぐ働きがあるといわれています。

強い味はありません。ほんのりした果実の甘みが感じられます。

子どものころは家にいつもクコの実があり、水に戻さず、そのままおやつのようにして食べたものです。

料理に使うときは水に漬けて戻し、炒めもの、スープ、蒸しもの、お粥などなんにでも合います。ぜひ試してみてください。

若いころはお寿司やお刺身などの生もの、
サラダなど冷えるものは食べませんでしたが
夫のおかげでいまは大好きです。

昔の中国では生ものはまず食べませんでした。魚も蒸したり揚げたり炒めたりし、トマトやキュウリなどの野菜も火を通します。

私も昔はお刺身もお寿司も食べませんでしたし、サラダも食べたことがありませんでした。生ものはからだを冷やすと考えられていて、からだの冷えは万病のもとだからです。

その後、日本で暮らすようになり、亡くなった夫がお刺身やお寿司などの日本料理が好きだったこともあって、少しずつお刺身やお寿司を食べるようになりました。

ここ10年ぐらいはそれどころではありません、「ああ、お寿司が食べたいわ」と思うようになりました。日本のおいしい食のいい影響を受けました。

周りの人たちに迷惑をかけたくない——。それが母の生きる原動力だと思います。

4年ほど前から母と一緒に暮らすようになりました。介護のためではなく、母ひとりの生活よりも私がそばにいるほうがお互いに安心だと考えたからです。

35年ぶりの同居。それまでも頻繁に会ったり、旅行をしたり、骨折をしたときなどもそばにいましたが、実際に暮らしてみると思いもよらなかったさまざまな発見があり、いくつものことを教えられました。

そのひとつが、いくつになっても衰えない母の自立心です。もう年だからできない、これをやってちょうだい、などという言葉を母の口から聞いたことがありません。自分のせいで誰かの手を煩わせること、家族に迷惑をかけることがとにかくイヤなのです。

骨折をしたときも弱音を吐くことはありませんでした。痛いであろうリハビリに積極的に取り組み、歩けるように、自分で自分のことができるようにと懸命に努力をするのです。

誰かに頼ってしまえばラクだと思うのですが、いったん人任せにしてしまうと、坂を転げ落ちていくように自分では何もできなくなってしまう。だから母は100歳を超えても常に登り坂で生きています。

その気丈さこそが、心身ともに元気でいる原動力なのだと思います。

孫・馬衣真さんの「祖母を見て習う」

あまのじゃくな私を料理の世界へ導いた祖母。今は私の料理レシピに好奇心いっぱいです。

子どものころから性格があまのじゃくで、「こうしなさい」と言われると、つい反発してしまいます。だから祖母や母のように料理研究家になるつもりはまるでありませんでした。

そんな私の性格をいちばん知っていたのは祖母でした。小学生のときは料理教室のお手伝いをするとお小遣いをくれ、中学生になると教室に通ってくる素敵なお姉さんたちに会いたい気持ちにさせ、自然と料理に触れ合うような機会をつくってくれたのです。

社会人になったとき、流行していた「おもてなし料理教室」のようなところに通ったことがありました。聞いたこともないスパイスや見たこともない食品を使っておしゃれな料理を作るのです。そのときはおいしいと思っても、家に帰って二度と作ることはない。自分のものにならないのです。料理は毎日作るものだから、近くのスーパー・マーケットで買える食材で簡単に作れるものでないとダメなのではないか。やがてそんなことに気づき、祖母の料理の素晴らしさを改めて知ることになったのです。

以来、祖母の料理教室を真剣に手伝うことにしました。祖母はとても喜んでくれました。その教室をいまは私が主宰しています。祖母は教室が終わったころに来て、私のレシピを見て「このレシピ、私にちょうだい」などと言ったり、レシピに載っている食材を調べたりするんです。

まだまだ現役。何歳になっても学ぼうとするその姿勢は本当に素晴らしいと思います。

第二章

頭と心の健康を保つには、あきらめないこと、好奇心を失わないこと。

昔の思い出をノートに記し、午後は趣味の墨絵、孫や友人たちとの食事を楽しみに、指先にまで気を配っておしゃれをする。どんなこともあきらめず、明るく前向きにとらえれば、案外、脳は元気でいてくれるものです。

健康チェックは定期的に受けています。
血液も心臓もどこも悪くないと
お医者さまもびっくりされるくらいです。

私は幸せなことにとても丈夫で、いままで大きな病気をしたことがありません。そうはいっても、この年齢です、いつどうなるかはわかりません。この本を作るにあたって、いろいろ準備してくださるみなさんに迷惑をかけてはいけないと、先日、娘に頼んで病院に連れて行ってもらいました。

これまでも定期的に検査はしていましたが、今回はレントゲン、CTスキャン、心電図をとり、血液も調べてもらいました。

結果を伝える先生は「どこも悪いところはありません」と、驚いていらっしゃいました。血圧はやや高めなのでお薬で安定させていますが、それ以外、問題はひとつもないそうです。

自分ではとくにこれ、という健康法を行っているわけではありませんが、やはり大きな薬である食べものがよかったのでしょうか。

肉も魚も大豆製品も、そして季節の野菜をバランスよく、調理法を変えてたくさん食べてきました。ただそれだけです。これ以外に元気の秘密があるとも思えません。

年に2回は歯医者さんでチェックをし、
くしゃみをしたら早めに葛根湯、
歩くときはゆっくりが大切です。

私は好き嫌いなく食事をいただくのですが、それは入れ歯ではなく、自分の歯だからかもしれません。もともと歯が丈夫なうえに、少なくとも年に2回は歯医者さんで点検をしてもらっています。

若いころはよくお医者さんにかかりました。頭がちょっと痛くても、胃の調子が悪くても、足が痛くても、すぐに診てもらったものです。

自分のからだのことはよくわかっています。どこが弱くて、どこに不調が出てくるのか。早め早めに手当てをすることが大事なのです。

年を取ると、骨折と風邪が危険です。寝たきりにつながってしまうから。だからくしゃみをしたらすぐに葛根湯を飲み、転ばないように気をつけて歩きます。

からだの手当ては早めが大事ですが、普段の行いはゆっくりがいいのです。慌ててはいけません。骨折をしたとき、お医者さまに言われました。

「なんでも早くやろうとするから転ぶのですよ」

たしかにそうです。ゆっくり生きていくことも大事なのです。

日本語、中国語、英語を毎日話します。
昔からやっているからでしょうか、
いまもとっさに違う言葉にスイッチできます。

手紙を書くときに英文なら英語で、中国の文章なら中国語で考えるとお話ししました。これは話すときも同じです。娘のへれんとはよく中国語で話します。とっさに中国語で話しかけられても中国語で考えて答えることができます。

メンバーになっている東京・六本木の東京アメリカンクラブに行くと、英語です。日本語で話していても、英語で話しかけられるとすぐに切り替わります。

日本語はハルビン時代に学び、日本に留学したときに基礎ができました。英語もハルビンにいるときに勉強し、どちらかというと、日本語より自信がありました。夫は結婚前にアメリカに留学しており、結婚後は夫のビジネス関係で私も英語を話す機会が多くありました。

そんなふうに3カ国語を素早く切り替えることが、脳の働きを活発にしているのでしょうか。自分でも頭の中はどうなっているのだろうと思いますが、昔からやっていることなのでとても自然にできます。

毎日、どれかを使わなくなると、とたんに切り替えがうまくできなくなるかもしれませんね。

骨董品のカタログをよく眺めます。
買うためではありませんよ、
美しいものを眺めて勉強したいから。

朝ごはんのあと、骨董品や美術品のオークションカタログを眺めることがあります。もちろんどれを買おう、などという気持ちではありません。貴重な美術品や骨董品の写真がたくさん載っているので、それを眺めて楽しむのです。

私が子どものころ、父は学問だけでなく、教養も大切だと言って、子どもたちにピアノや墨絵、書などを習わせました。有名な人が描いた書や墨絵を家に飾り、普段の生活の中で芸術に触れさせ、身につけさせていたのでしょう。

骨董品もたくさんありましたが、自分が楽しむというよりは、子どもの教育のために買っていたようです。この骨董品はいつの時代のもので、その時代には何があってどうだったか、この作品はどこでどのように生まれたかといった、歴史的なこと、文化的なことも話してくれたものです。

「審美」という言葉がありますが、美しいものを見ることが美を見極める勉強になると教えられました。

そんな父の記憶があるからか、今でもいいものを眺めたり、その作品の背景を学んだりするのがとても好きです。

墨絵を描くのが昔からの趣味。
精神を統一して情感を込め、
いきいきと表現したいと思っています。

子どものころから墨絵に触れて育ちました。父からは墨や硯のよしあしを教わり、先生について描く練習もしました。父は花を課題にすることを好み、「自然は刻々と変わるから、濃淡の変化や色、形をよく見て描くことだよ」。またあるときは「精神統一をし、すべてに情感を込めて、いきいきと表現しなさい」と。

子どものころはよく描いていましたが、大人になってからは忙しくてなかなか筆を持つことができません。

その後、長女がドイツの男性と結婚し、娘の夫となった人が墨絵に興味があるので習いたいと言ったことがありました。いまから20年以上も前のことでしょうか。彼は友人を集め、当時は東京・三田にあった「華都飯店」に先生をお呼びして、みんなで墨絵を練習することにしました。

私も仲間に加えてもらったのですが、筆を持つと、かつての父の教えがよみがえってきます。父が好きだった花の絵が私も好きで、私が描くのはほとんどすべて花の絵です。実際に描かない日でも、細い筆、太い筆、使い込んだ硯や美しい墨など、道具を眺めるだけでも楽しい気持ちになります。

１００歳を過ぎた今も
頭がはっきりしているのは、
もしかしたら麻雀のおかげかもしれません。

頭の健康は麻雀のおかげ、などと言ったら、人によっては叱られてしまうかもしれませんね。ギャンブルとして、お金を賭ける人もいるからでしょう。

私も娘時代からやっていたわけではありません。中国では麻雀を楽しむ人は多いのですが、いろいろなことに寛容だった父も私には麻雀をさせませんでした。若い娘にとってよろしくない、と考えたのかもしれません。

結婚して夫から勧められたわけでもありません。子どもの教育にいいことはないと、麻雀牌も麻雀テーブルもうちにはありませんでした。

では、いつ覚えたかというと、子どもたちがそれぞれ成長し、長女が結婚をして関西に住むことになってからのこと。

当時、私は東京で中国料理を教えはじめ、地方にいる多くの方からも教えてほしいと言われていました。長女に会いに出かけた関西でもぜひ料理教室をという話になり、これもご縁と始めました。

そこにいろいろな奥様方がいらっしゃるのですが、ある日、

「馬先生は中国の方だから麻雀がおできになるでしょう？　今度、ぜひご一緒し

ましょうよ」

と誘われたのです。

自分では麻雀をしないものの、中国の麻雀については多少の知識がありました。でも、日本と中国ではルールが違っていたうえ、実際にした経験がないので上手にはできません。

それでも教室の生徒さんたちと楽しい時間が過ごせるならと覚えるようになり、していうちに、「日本の麻雀はなかなか面白いわ」と思うようになったのです。

100歳を超えた今でも、麻雀をすることがあります。

9年前に大腿骨剥離を経験してからは定期的にできなくなりましたが、それまでは週に1度、昔のお料理教室の生徒さんたちと楽しんでいました。

メンバーは10人ぐらい。それぞれ体調の悪いときがあったりするので、そのときに来られる人だけで麻雀卓を囲みます。

場所は東京・六本木にある東京アメリカンクラブ。ランチを一緒に食べて、それから夕方ぐらいまで楽しみます。

麻雀は手や指を使い、頭をフルに働かせ、数字に親しみ、点数を数えなければなりません。頭の働きにはとてもいい影響を与えると思います。

若いうちはどうかわかりませんが、年をとってからの麻雀はなかなかいいものです。

旅には必ず小さなノートを持って行きます。
どこで何をして、何を食べたか、
思い出せないときもあきらめず考え続けます。

昔からよく旅をしていましたが、夫が亡くなってからは子どもたちと世界を旅することが多くなりました。家にいると夫のことを思い出して寂しくなるからと、旅に連れ出して元気になってもらおうと考えたのでしょう。

パリやローマ、エーゲ海の島々、サンクトペテルブルク。中国もいろいろな都市を訪れました。書くことが好きな私は、旅に必ず小さなノートも持って行き、どこで何をし、何を食べたか、どんな風景だったか、ざっと書いておきます。

そして日本に戻ってきて書きだすのですが、思い出せないこともありますよね。そんなときはひとりで静かに思い出す努力をします。しばらく考えていると、思い出せることもあるのです。

娘のへれんが写真を持ってきて「この方はどなただったかしら？」と尋ねることがあります。私もとっさにお名前は出てきませんが、静かに思い出すと、「あ、あの人だ」と記憶が蘇ってきます。

わからない、忘れてしまったとあきらめるのではなく、思い出し続ければ、案外、ふっと出てくるものですよ。

文章を書くことが好きです。
この本の出版が決まってからは
午後の2時間は机に座っていました。

このところ、お昼ごはんを食べておなかがいっぱいになると、ベッドに横になって1時間ほどウトウトすることが多かったように思います。あるいは午後の散歩を終えて少し横になっていると、ついまどろんでしまっていました。

ところが私の健康法を本にしてくださるというお話があって以来、すっかり午後の時間が変わりました。自分の部屋の机の前に座って、昔のことを思い出す仕事ができたのです。

もともと私は文書を書くことが好きで、日記をつけたり、手紙のやりとりもたくさんしました。

ただ、今回は自分のことを人さまにお話しするのですから、一生懸命やらなければと思い、手帳やノート、写真や昔の料理本などを引っ張り出して、どう生きてきたのか、新たなメモをたくさん作りました。

そうやって時間をたどっていくと、急にいろいろなことが思い出されます。父や母の教え、夫との生活、料理教室でお教えしたこと。

生きがいというのは、長く生きるために大切なのだと改めて感じました。

朝、起きたらすぐにイヤリングをします。
みんな驚きますが、身だしなみであり、
毎朝の楽しみでもあります。

昔の中国では、結婚したら女性はイヤリングをする風習がありました。未婚の女性、そして未亡人はしてはいけません。さすがにいまはそんな風習に従う人もいなくなっているでしょう。

私は22年前から未亡人ですが、いまはイヤリングをします。それも朝起きて顔を洗ったらすぐに。

おしゃれというよりは洋服を着るのと同じ、身だしなみのひとつだと思っています。娘のへれんと一緒に暮らし始めたとき、私が朝早くからイヤリングをしているので、へれんは驚いていました。

きょうはどれにしようかしら、と選ぶのは朝の楽しみのひとつです。

それから亡くなった夫の写真に「おはよう」とあいさつをします。それが毎朝の決まりごとです。

「もう年だから」などとは思いません。
子どもや孫たちの鑑《かがみ》になれるよう、
いつもきれいなおばあちゃんでいたいから。

イヤリングをするのは身だしなみのひとつ、と言いましたが、家にいてもきれいな服を身に着け、お化粧をすることも身だしなみだと思っています。

おしゃれが好きということもありますが、実は娘や息子や孫たちのことを考えてのことでもあるのです。

いつもだらしない格好をしているおばあちゃんだったら、娘や息子や孫たちがかわいそうだと思うのです。自分の親やおばあちゃんはみんなにとって鑑のような存在です。家の中でも外でも気を抜かず、きれいにしておかないといけません。だからうちに遊びに来る孫がおしゃれだと安心します。ああよかった、鑑は間違っていなかったと。

へれんの息子はよく私の家に来て、「おばあちゃん、きょうもきれいだね、その洋服似合うよ」などと言ってくれて、うれしくなります。だから彼が来るとわかっているときはマニキュアをしたりもします。

家族と食事に出かけるときは、前の日から何を着ようかと考えます。もう年だからやめよう、どうでもいいわ、などとは思わないのです。

ぼんやりテレビを眺めることはありません。
ニュースも教育番組も
興味を持って楽しみながら見ています。

娘のへれんは忙しい仕事をしているので、朝は彼女のペースで起きてもらっています。私は身だしなみを整えると自分の部屋のテレビを見ます。

朝は主にニュースです。年を取るとただテレビをつけているだけで、番組の内容には興味が持てないという人が多いと聞きますが、私はじっくり見る派です。政治のこと、経済のこと、選挙の時期なら「あの方はちょっと頼りないわ」「この方はダメだと思う」などと思いながら。

ニュース番組以外で好きなのは旅番組です。いまはなかなか旅をすることができないので、テレビ画面で楽しんでいます。

それから家庭の医学を扱うような番組も興味があります。私の知らないことをいろいろ教えてくれます。

とはいっても、その健康法を実際に試すまでには至りません。あくまでも新しいことを知るのが楽しいのです。

これまで骨折を3回経験しています。
周りに迷惑をかけたくない一心で
毎日リハビリをして元に戻しました。

私はこれまでに3回、骨折をしています。

1回目は2007年、93歳のときです。家の絨毯の端にスリッパが入り込んでつまずき、大腿骨を剥離しました。

このときは手術をしました。年齢も年齢だけに長い時間がかかると言われていましたが、なんのことはありません、うとうとしたと思ったら、

「馬さん、手術は終わりましたよ」

と看護師さんに声をかけられました。あまりに早く、そして痛みもなかったのでとても驚きました。

このときは3か月ほど入院し、リハビリの時間だけでなく、自分でもなるべく病院の廊下を歩くようにしていました。

とにかく家に帰りたい一心だったのです。

その次はその5年後の2012年。夜中にトイレに行こうとして、バスルームのドアに体重をかけたとたん、そのドアがふいに開いて転び、今度は浴槽の角に背中をぶつけてしまいました。背骨の骨折です。このときも手術をし、1か月入

院しました。

家族は私がボケてしまうことをずいぶん心配したようです。お医者さまに「なんとかボケないようにしてください」とお願いしていたと聞きました。

その願いがかなえられたのか、今度も無事に家に帰ってくることができました。歩くこともでき、まだキッチンに立って、食事の準備も何もかも、それまでどおりできました。ああ、まだ神さまは私をお迎えにいらっしゃらないんだと思ったものです。

そして2015年12月。去年の暮れのことです。キッチンで転んで左腕と肩を骨折しました。このときは100歳を超えていたこともあって、お医者さまは手術はやめましょう、とおっしゃいました。手術もしない代わりに、骨が再びくっつくこともないでしょう、というのです。

あまりに希望のないお話でしたが、はい、そうですか、と何もしないで神さまのお迎えを待つわけにはいきません。

とにかく毎日、リハビリをすること。

痛いのは痛いけれど、自分にできるのはそれぐらいです。そうすると2か月で骨がくっついたのです。これにはお医者さまも家族もびっくりでした。

さすがにこの骨折からは何でも自分のことは自分でする、というわけにもいかず、食事は娘やお手伝いさんにお願いしています。長い距離を移動するときは車と車いすを使いますが、短い距離は杖をついて歩くことができます。

耳は遠くなりましたが、頭の中はしっかりしていると自分では思っています。まだまだ大丈夫、元気で生きていると。

痛み止めの薬で胃を傷つけて吐血。
以来、常備薬以外はなるべく
飲まないように心がけています。

背骨を骨折して手術をし、なんとか退院して家に帰ってきたときのこと。

夜中に胃の痛みで目が覚め、どうしたことかしらと思っているうちに血を吐いてしまったのです。そんなことは生まれて初めてで自分でもびっくりしましたが、家族はもっとびっくりして病院へ直行です。

からだの中の血液の半分ぐらいを失ってしまったので、お医者さまは「もうお年もお年だし、失った分の血を作ることができないかもしれない」とおっしゃったそうです。それで家族は覚悟を決めたと聞きました。

でも数時間後、お医者さまは「すごいですよ。輸血をした血がからだを巡回し始めました。もう心配はいりません。ところで普段、何を召し上がっているのですか？」と。

あとでわかったことですが、術後の痛み止めの薬が強すぎて胃を傷つけてしまい、それが吐血の原因だったようです。

それ以来、風邪をひいたときの葛根湯や血圧を下げる薬など、飲みなれたもの以外はなるべく飲まないですむように心がけています。

友人たちとの会食は気持ちがウキウキします。
若いうちは美しい容姿と素晴らしい人格、
55歳からは健康とよい友人が必要なのです。

アメリカへ向かう機内で英文雑誌を読んでいたときのことです。その雑誌のなかにこんな一文がありました。

「人は生まれてから18歳まではよい両親が必要です。18歳から35歳までは美しい容姿、35歳から55歳まではすばらしい人格が必要、55歳からは健康とよい友人が必要です」

たしかにそのとおりです。

自分を振り返ってみると、ありがたいことに健康に恵まれて101歳になり、よい友人たちもたくさんいます。同年代の方々は少なくなりましたが、中国料理を通じてたくさんの方々と友情を育てることができました。

そのひとつが「華都美食会」です。先にも少し触れましたが、「華都飯店」で定期的に開いてきた美食の会です。

旬の食材を使った料理やめずらしい一皿を加えたコース料理を味わっていただくのですが、いつも20人から40人ぐらいの方々がいらっしゃいます。

どんなお料理をお出しするか、事前に「華都飯店」の料理チーフと相談し、一度作ってもらい、私自身が味わってからメニューを決めていました。

春は中国東北地方の春餅《チュンピン》、秋は上海蟹、冬は発酵させた白菜や海の幸、茹でた豚肉などが入った酸菜火鍋《スワンツァイホオグォ》などが人気でした。とくに酸菜火鍋は日本ではめずらしく、寒い冬にはからだの芯から温まると、好評でした。

いまは私に代わって娘のへれんがその役を担当してくれています。

発足した当初は三笠宮崇仁親王《みかさのみやたかひとしんのう》殿下・同親王妃百合子殿下に名誉会長をお引き受けいただき、料理教室にお越しいただいていた方々に幹事をお願いしていました。

あれからおよそ50年。昔からご参加いただいている方も、孫の衣真の料理教室にいらしている方、お友だちがお友だちを連れてこられたり、たまたまおひとりで参加された方もそこで友人ができたりと、どんどんと友情の輪が広がっていきました。

以前はよくみんなで旅行にも出かけました。中国の北京や上海、香港、ハワイへ。上海では満漢全席なども体験しました。参加される方も年々、海外旅行は大変になってきたこともあって、ここ何年かは軽井沢や熱海、大阪など国内のおいしいものを味わう旅が主流となっています。

私はいまでもこの会は楽しみで、前の晩から心がウキウキします。いろいろなお話をしながら、季節のおいしいものを友人たちと味わえるのはとても幸せです。

本当に55歳を過ぎたら健康と友だちだと、しみじみ思います。

何もすることがないなんて、あまりに退屈。
人に頼ることなく、
一日をどう過ごすかは自分で決めたいのです。

昔からぼんやり過ごすのは好きではありません。どんどん変わっていく中国に生き、第2の故郷となった日本で新たな生活を始めたこともあって、長い間、落ち着いた生活を送ってこなかったこともあります。

何もすることがない、というのは、むしろ苦しいくらいです。

いまでも自分の一日は自分の意思で決めています。午前中はマニキュアをしてもらおう、美容院に行ったあとは天ぷらを食べたいわ、夜の孫との食事には何を着て行こうかしら。

外出の予定がない日でも、家のなかでの過ごし方は自分次第。骨董品のオークションカタログを見るのが好きと言いましたが、作品の時代背景やその当時の生活様式などを調べると、100歳を超えても勉強になることがたくさんあります。

自分の好きに過ごす毎日は、なんて楽しく有意義なのでしょう。

料理することを面倒と
一度も感じたことはありません。
料理は面白さにあふれています。

いつも思っていることですが、食べるということは単に満腹感を得ることではなく、きちんとした食生活で健康を守り、家族が仲良く暮らしていくためのとても大切な行為です。

また、食は家族だけでなく人と人とのつながりを密接にし、関係をより深めていく大いなるチャンスでもあります。

私は家族の食事も作りましたし、料理を教える仕事もしました。まさに料理が私の人生のようですが、これまで一度たりとも料理を面倒だと感じたことがありません。

なぜなら、料理は「創作」だからです。どれだけ作っても新たに発見することがあり、それがたまらなく面白いと思うのです。

私はいまでもキッチンに立って料理を作りたいと思っています。再び転ぶと命が危ないからと、娘に止められているのでなかなかかないませんが、こっそりキッチンに入って料理をしてみようかと考えたりしています。

「疲れた」は命取りになります。
「うれしい」という気持ちを持っていれば
毎日、元気でいられるのです。

娘のへれんがよく、

「お母さんは本当に元気よね。疲れたって言わないもの」

と言います。たしかにそう。意識して言わないようにしているのです。

なぜなら、私の年で「疲れた」と口にすると、その言葉の力で本当に疲れたと実感してしまう。命取りになる言葉なのです。そして私が疲れたと言えば、周りの人たちも疲れさせてしまう。そんな言葉だと思っています。

逆に、いつも「ああ、うれしい」「こんなうれしいことがあったわ」と思っていると、本当に気持ちがウキウキしてきます。友だちと会ってうれしい、孫と食事に行ってうれしかった、空が青くてうれしい、花がきれいに咲いてうれしい。

「疲れた」を「うれしい」に替えるだけで元気が出てきます。

年を取って困ったなと思ったことも
まったくありません。
老いたのではなく成熟しただけです。

昔は簡単にできたのに、年々、いろいろなことができなくなる。そんな経験をしている人も多いでしょう。

私もときどき、

「年齢を重ねて困ったことは何ですか？」

「年を取っていやだなと思うことはありますか？」

などと聞かれることがあります。そんなときはこうお答えしています。

「困ったことは何もありません。それに私はいつ年を取ったのかしら？」

笑い話ではありません。本当に年を取ったという実感がないのです。私の敬愛する聖路加国際病院名誉院長の日野原重明先生は、

「老いとは衰弱ではなく、成熟することです」

と、おっしゃいました。その言葉は私の座右の銘になっています。

たしかに耳は遠くなり、昔のように歩くことはできません。それでも私の中身は老いているのではなく、より充実していると思えます。できなくなったことを思うよりも、変わらない部分、昔より成長したところを感じていきたいのです。

いつ夫のところに行ってもいいのですが、
まだここにいて食の大切さを伝えなさいと
神さまは思ってらっしゃるようです。

私は1914年に生まれました。昔は生年月日をきちんと管理するところがなかったようで、実際に生まれた年と自分が信じていた生まれ年が異なっていることもあります。

とくに中国国内の戦乱とともに夫も私も南へと移動していき、台湾、香港へと移るたびに紛失した書類も多く、入国に際しても正確な申請ができませんでした。そのため、ずっと1917年に生まれたと信じていましたが、どうやら寅年生まれだということがわかりました。1914年が寅年です。

アメリカの有名な詩人、サミュエル・ウルマンの「青春」という詩の一節に、「ときには二十歳の青年よりも、六十歳の人に青春がある。年を重ねただけで人は老いない。理想を失うとき、初めて老いる」

といった内容の一文があります。いつ天国の夫のところに行ってもいいと思ってはいますが、まだ神さまが来てもいいよとおっしゃらないのでこの世にいます。もしかしたら、私がまだまだ社会に貢献できるとお考えなのかもしれません。食の大切さをもっともっと多くの方に広めていかなければなりません。

つらいリハビリの日々にきれいな花柄のタオル。気持ちを華やかにしようという母に感心しました。

母が93歳のとき、家の中で転んで大腿骨を剥離しました。年が年だけに手術がうまくいくのか、入院がきっかけで認知症になってしまわないか、果たしてまた歩けるようになるのだろうか、家族はとても不安でした。

でも母は私たちとは違い、

「病院は治るために入るところでしょう？　私を治してくれるのだからありがたいことよ」

といつものように前向きです。そして、

「今度来るときに、あのきれいな花柄のタオルを持って来てちょうだい」

なぜかしらと思ったら、そのきれいなタオルをかけてリハビリをするというのです。痛くてつらい時間も華やかな気持ちで臨めるし、お医者さまや看護師さんたちにとっても、きれいなおばあさんでいたかったのでしょう。私だったらそんなに前向きでいられるだろうかと考えました。

入院中、ぼんやりしているといけないと思ったのか、とにかくよく話していました。家族がお見舞いに行くといつもよりよく話し、家族が行けないときは看護師さんと話していたようです。

わが母ながら、すごい人だなぁと改めて感心しました。

孫・馬衣真さんの「祖母を見て習う」

ネガティブなことをポジティブに変える。その力強さは混乱を生き抜いてきたから。

祖母の元気は食にあると思います。食べることに対してとても意欲的なのです。「これが食べたい」「あのレストランに行きたい」「あの店のあのシチューをもう一度食べたい」と話し、実際に行くととても喜んで残さずきれいに食べます。もともと食欲が旺盛なこともありますが、おいしく食べるために前日から食事を少し減らして調整しているのです。

食を楽しみ、なおかつ健康でいるために自分で自分をコントロールしているのでしょう。

気持ちも前向きです。

あるとき、「きょうはこんなイヤなことがあったの」と祖母に話したら、「こういうふうに考えたらどうかしら」と、悪いことをいいことに変えてしまうのです。

ネガティブをポジティブに変換するパワーや強さは、何不自由のない裕福な暮らしからほとんどの財産を失い、生まれた国を出て日本に暮らす、その波乱の日々を生き抜いてきたからなのかなと思います。

物に対する執着もなく、自分の持ちものを誰かにあげてしまう。価値観が一変するような大変な人生を送ってきたのに、本当に明るく前向きに生きている祖母です。

第三章

中国と日本を二つの祖国にした記憶の底の料理の味。

一度も料理を作ったことのない生活から料理研究家へ。それを可能にしたのは父母に言われて記憶した数々の料理の味。失敗と試作を繰り返し、覚えた味をよみがえらせたのが、すべての始まりになりました。

初めての日本は20歳のとき。
2人の弟たちと一緒に
憧れの日本に留学するのが目的でした。

私が生まれたのは営口市（遼寧省）という町です。4歳のとき、父が単身赴任をしていた奉天（現・遼寧省瀋陽）に母と妹と共に引っ越し、その2年後には父の栄転で北のハルビン（黒龍江省）へ移りました。

ハルビン時代、父はビジネスで日本の方とお付き合いが多く、私の弟2人はいずれ日本に留学し、中国と日本の架け橋に、という話になっていました。

私はそのころ10代後半。外国に行って見聞を広め、作家になりたいと夢見ていました。たまたまハルビンの家の隣には日本人のご家族が住んでいて、若いお母さんがやさしくしとやかにお子さんを育てているのを見て、なんて素敵な方だろう、私も日本へ行ってみたいわ、と思うようになっていました。

父の教育方針で子どものころから日本語、英語、ロシア語を学んでいたこともあり、私は勇気を出して、「弟たちと一緒に日本に留学したい」と父にお願いしてみました。

当時、女性が海外へ留学するなんて、まずありえない時代です。女性は嫁ぎ、家のなかで過ごすのが普通です。私の母の時代は学校ではなく、家で学ぶものとされ、裁縫や刺繍をしながらおしゃべりをしたり、本を読んだり、漢字を勉強したりするのが普通でした。

そんな時代に父はどう感じたのかわかりませんが、女の私にも学ばせるべきだと考えたのでしょう。すぐに許してくれたのです。

日本では父が親しくしていた佐々木久二先生のお宅にホームステイさせていただきました。佐々木先生は代議士で、後に九州電力の社長を務めた方です。

父の親しい知人の尾崎行雄先生と佐々木先生、そして父の3人は弟や私の留学先を相談し、弟二人は正則学園に、私は東京の南沢（現・東久留米市学園町）にある自由学園で学ぶことになりました。

佐々木先生の奥さまが自由学園の創設者、羽仁吉一《よしかず》先生、もと子先生の教育方針をとても尊敬されていたことが決め手でした。

1935年4月、入学式の日のことは忘れられません。

新入生は全員、大きな講堂の壇上で自己紹介をするのですが、私は何もかも初めて目にするものばかり。カルチャーショックで頭が混乱しているうえ、日本語にはまるで自信がありません。

いよいよ私の番になり、不安いっぱいで壇上に上がろうとしたとき、ひとりの先生が「英語でいいですよ」と書かれた紙を手渡してくださったのです。英語のほうがまだしも話すことができたので、

「中国から来た遅伯昌と申します。しっかりと日本のことを勉強していきます。どうぞよろしくお願いします」

と大きな声で自己紹介ができました。

ホームステイをしていた佐々木先生のお宅の近くに住む同級生とも仲よくなり、翌日からは最寄りの駅で待ち合わせて通学することに。

夢にまでみた日本での学生生活がスタートしたのです。

学校ではお料理当番がありましたが
私は初の中国人留学生、
同級生がずいぶん加減をしてくれました。

私は自由学園の女子部高等科に入学しました。私にとっては毎日めずらしいことばかりで、とくに自分たちの昼食を当番制で作るのにはとても驚きました。というのも、50人分もの米や野菜、肉などを上手に計算しながらきっちり作るのです。もちろん、配膳も片づけもすべて生徒自身が行います。

「すべてを自分の手でする」ことをモットーにされていた羽仁両先生の教育方針がすべてに貫かれていました。

ハルビンにいるころは、料理はわが家のシェフが、身の回りのことはお手伝いさんがしてくれていた私は大いに戸惑いました。

そんな姿を見てか、あるいは自由学園初の中国人留学生だったからか、調理も片付けも同級生が代わってくれました。それでも学ぶことはたくさん。

このときは思いもよりませんでしたが、のちに中国料理を教えることになり、学園で学んだ考え方や同級生との交流はとてもありがたく、その後の人生で役に立ってくれました。

初めて食べた和食は親子丼。
中国料理と比べて
ずいぶん甘いんだなーと感じました。

ハルビンから日本へ行くのは、今では考えられないほど遠いものでした。ハルビンから列車で大連へ、そこから船で韓国の釜山を経由して下関へ。いったい何日かかったのか、覚えていないほどです。

でも、下関から東京へ向かう汽車の中で食べた初めての日本食は、はっきり覚えています。親子丼です。そのときはどんな料理かまったく知らず、「卵の料理みたいね？」「そのとおりだよ。鶏が親で子どもが卵、だから親子丼というのだよ」と父から聞いてびっくりしました。

ひと口食べてみて、いままで食べてきたものとだいぶ違うのでまたびっくり。日本の料理は甘みが強いんだなと感じたのです。

その感覚はその後も続き、いまでこそだいぶ慣れましたが、まだ砂糖の量がちょっと多いと感じることがあります。それが日本料理独特のおいしさを作り出しているのですが、おやつやデザートに甘いものを食べる機会も多いので、砂糖をとり過ぎてしまうこともあります。4人の子どもが甘みをとり過ぎないよう、とくに気を付けるようにしていました。

料理を作るようになったのは
結婚をして東京に住むようになってから。
初めは子どものおやつの餃子でした。

3年間の留学を終えてハルビンに帰り、アメリカ留学から中国に戻っていた馬《まー》熙鳴《しーみん》という男性と出会って結婚をしました。

夫の実家である馬家と、私の実家である遅家は昔から交流があり、朝はパン食、昼はロシア料理、夜は中国料理という両家の食の好みも、天津絨毯を敷き、ロシア調の彫刻をあしらった家具を置く洋風な生活様式も、とても近いものがありました。理想的な結婚だったのです。

中国では結婚後も姓は変わりませんが、私は夫の姓である馬と、実家の姓である遅の両方をいただき、結婚後は馬遅伯昌という名前にしました。

結婚をした翌年、長女のメリーを授かり、やがて長男のトミー、次男のジョニー、次女のヘレン（へれん）と、4人の子どもに恵まれましたが、生活は安定しませんでした。国民党と中国共産党の国共内戦が激しくなり、私たちはハルビンから長春（現・吉林省《きつりんしょう》）、奉天、北京、天津、上海へと追われるように南下していきました。

家族の安全のために上海から海を越えて台北へ向かうときには、ほとんどの財産を上海に残し、身ひとつで港に向かいました。またすぐに戻ってこられるだろうと、軽く考えていたのです。

ようやく台北へ着くと、夫は住みづらいといってすぐに香港へ。

そして間もなく、香港から、私が青春時代を送り、夫の友人や知人も多く住む日本へと家族4人で戻ってきました。日本も戦後の混乱が続く1948年のことです。

たまたま夫の実家が東京の成城に家を所有していたこともあって、私たち家族はそこに住み、今度こそ落ち着いてしっかりした教育を子どもたちに受けさせよう、と夫婦で話し合いました。

夫がアメリカ留学、私が日本留学をしていたので、4人の子どものうち2人はアメリカンスクールに、2人は日本の学校に入れようと、ちょっと変わった方針を立てました。

子どもたちはそれぞれ学校ですぐに友だちができ、そうなると母親同士のお付き合いも始まります。

ある日、日本の小学校に通う長男の友だちが家に遊びに来たので、私は中国で食べていた餃子をおやつに出しました。すると息子の友だちが、

「おばさま、これはなんという料理ですか？」

と聞くので
「餃子というものよ」

と答えると不思議そうな顔をします。それはそうでしょう。いままで見たことも聞いたことも、味わったこともない料理です。でも子どもたちはとてもおいしいと感じたらしく、

「馬さんのおうちのおやつはめずらしくて、おいしかった」

と自分の家に帰って家族に話したそうです。

実は、私は中国にいるころには料理をしたことがなく、自由学園で学んでいたときも料理はほとんど免除されていました。つまり料理の経験はまったくなかったのです。

それでも餃子ぐらいはなんとか見よう見真似で作れます。子どものころから作

るのをそばで眺め、たくさん味わったからです。

中国ではお正月に離れて暮らしている家族や親せきが集まります。いちばん記憶に残っているのは、私が生まれ育った営口でのお正月です。むこうでは元宝《ユアンパオ》と呼ばれる餃子を家のお手伝いさんたちとともにみんなでたくさん作ります。

元宝は昔の中国のお金のことで、馬のひづめのような形をしていました。餃子はこの形を真似て何百個と作ります。その中のいくつかに銀貨を入れ、銀貨入りの元宝を食べた人はこの1年、幸運に恵まれるといわれていました。

当時は冷蔵庫がなかったので、大きな甕に入れて凍らせます。日本のおせち料理のように、お正月の3日間は料理を作らず、この元宝を食べて過ごします。

日本では焼き餃子が一般的ですが、中国では茹でるのが普通です。

強力粉に水を加え、つやと弾力が出るまでよくこねて耳たぶくらいのやわらかさにします。濡れ布巾をかけて15分くらい置き、もう一度こねてから麺棒で丸くのばして具を包んでいきます。

中の具材はいろいろです。

豚や牛や羊のひき肉、エビ、野菜は白菜、ニラ、ねぎ、生姜、セロリ。私がいちばん好きなのは三鮮というもので、エビ、ニラ、豚のひき肉での餃子です。包むときには香り付けにゴマ油を少々加えていました。

まだめずらしかった餃子が長男の友だちを通してお母さま方に伝わり、

「馬さんはどんなお料理を作っていらっしゃるのですか？」

と聞かれることが多くなりました。やがて何人かの方から料理を教えてほしいと頼まれ、わが家のキッチンで料理教室を開くことに。

これが料理研究家としての、始まりの始まりになりました。

香港のシェフに料理を習い
子どもの就寝後に試作の繰り返し。
たくさんの失敗が成功のもとでした。

昼間のわが家には子どもの友だちが大勢やってきましたが、夜は夜で社交家の夫がお客様を毎晩のようにお連れしてきます。ところが私は料理ができません。できない、というよりも、したことがなかったのです。

実家にも結婚後も家には専門の料理人がいて、私は料理人と献立を相談するぐらい。自らキッチンに立って調理をすることはありませんでした。

でも、そんなことを言ってはいられません。

当時は東京に中国料理の店も多くなく、もちろん料理教室などもありません。だったらと、思い切って妹が住んでいた香港へ飛び、妹の家で中国料理のシェフに料理を教わることにしました。

ただ、シェフはレシピに基づいて料理を作るわけではありません。香港で何品も教わり、日本に帰ってから同じ材料、同じ調味料を買い、きちんと分量をはかって再現をしました。

酢豚、八宝菜、ひな鶏のから揚げ、麻婆豆腐。

お客さまにはいろいろ作ってお出ししましたが、おいしさには自信が持てません。失敗したときのために、すぐに作れるすき焼きの材料を必ず用意し、いつでも代わりにしようと考えていました。

そんな私にも、ひとつだけ有利なことがありました。昔、両親が料理の味をきちんと覚えておくようにと言ってくれたことです。母自身もキッチンに立って料理を作ることはありませんでしたが、食材の旬や調理法、何をどう使い、どう料理するとおいしくなるのかを知っていました。毎朝の食事がすむと、両親は夜のメニューについて家の料理人と相談して決めていたものです。

両親は私にも同様のことができるよう教育したのです。だから昔、中国で食べていた料理の味も覚えていたし、香港で習った料理の味もきちんと再現できたのだと思います。

娘のへれんは、

「私が子どものころ、ママは台所にばかりいた」

と、言っていましたが、子どもたちが騒いでいるときも、ぐっすり眠ったあとも、料理の試作を繰り返しました。

もちろん、失敗作もありました。夫に試作を食べてもらい、「これはおいしくないな」と、一刀両断のこともありました。

でも、失敗は成功のもと。何がいけなかったのかを研究し、おいしくできたときはレシピを書き残していきました。

そうやっていくうちに少しずつ増え、2年後には200ものレシピが完成していました。私も料理がとても楽しくなり、自信を持ってお客さまにお出しすることもできるようになりました。

「とてもおいしいですね」

「いったいどうやって作るのですか？」

などと聞かれるとますますうれしくなり、いっそう料理研究に励むようになりました。

自宅を離れた本格的な料理教室は
元宮家のご夫人方が参加され、
笑われてしまうほど緊張でコチコチに。

自宅で料理教室を開いていたころ、夫が元宮家のご夫人方を成城のわが家にお招きすると言い出しました。

私の父の仕事の関係で伏見家の方々とお付き合いがあり、それがご縁で元宮家のご夫人方に私の料理を召し上がっていただくことになったのです。

いつものようにたくさんの中国料理をお出ししたところ、

「お料理がお上手なのですね、私たちにも教えてくださいませんか？」

とおっしゃいます。

私のような者がお教えするなんて、と辞退したのですが、ぜひにと再度お話があり、週に1度、料理教室を開くことにしました。

子どものお母さま方に料理をお教えした経験があったので、多少は慣れていたもののまだまだ未熟です。しかもお料理教室は自宅ではなく、華族会があった霞会館1階の調理室。本格的な料理教室を開くなど考えたこともなく、とにかく信じられない思いでした。

初めての日、みなさまにお教えしたのは何度も作って自信があった餃子です。

皮から作るのですが、左利きの私は左手に麺棒を持って皮をのばしました。するとみなさまも左手でのばそうとするのですが、なかなかうまくいきません。

「馬先生、ひょっとしたら左利きですか？」

と、どなたかが気づき、大笑いとなりました。

私はあまりにも緊張していたせいで、自分とみなさまの利き手の違いにまるで気がつきませんでした。

その後も月に1度料理教室を開き、お教えするレシピは事前に何度も試作しては食べ、納得がいかないとやり直し、かつて食べた味になるまで練習をしてから教室へ向かいました。

何度か続けるうちに、日々の雑事を忘れてひとつひとつ丁寧に料理を作り、作り終えたらみんなでいただきながら、なごやかに談笑をして過ごせるようになりました。私にとってはとても楽しい時間で、その教室を通じて知り合った方々とはその後もずっとお付き合いを続けました。

子どものおやつの餃子から始まり、香港での料理修業、失敗と成功を繰り返しながらレシピを増やし、とうとう自宅を離れて料理教室を開く。

人生は何がどうなるかわからないものです。

料理を作ったことのなかった私が、料理研究家という肩書をいただくことになったのですから。

アメリカでの料理本の出版、
そしてより多くの人と直接触れ合える
新たな仕事へ。

そのころはまだ中国料理を教える中国出身の女性がめずらしかったのでしょうか、川崎敬三さんが司会をしていたテレビ番組にゲスト出演して料理の実演をしたり、自由学園の羽仁もと子先生が設立した婦人之友社の雑誌『婦人之友』で連載をしたり、全国で料理講習会を開くなど、少しずつ仕事が増えていきました。

子どもが小さかったので夫は反対しましたが、学校が休みの時期だけ子どもたちを連れていくなら、という条件で許可がおりました。

さらにアメリカの出版社からの依頼で『ミセス・マーのチャイニーズ・クックブック』という料理本を出したところ、思いのほか評判になり、アメリカのテレビ番組「サミー・デイヴィス・Jrショー」にゲストとして呼ばれ、ハリウッドの人気スター、ダニー・ケイさんの大邸宅でお料理を作るという経験もしました。

多忙な日々を送っているうちに子どもたちは成長し、みな結婚して家を出て、成城の家には夫婦二人きり。広い一戸建てよりも都心のマンション暮らしのほうが快適に思えるようになってきました。

またそのころには「本を通じて中国料理を世界に広めていくのも大事だけれど、

多くの人と実際に触れ合いながら料理を味わってもらいたい」という気持ちが、私のなかでだんだん強くなっていました。

実はマンションへの引っ越しと中国料理店のオープンは、偶然にもクロスオーバーすることになります。

東京・三田にとてもいいマンションを見つけ、そこに住もうと決めると、マンションの地下で店をやってみませんか、というお誘いがあったのです。

夫はお客さま相手の慣れない仕事はうまくいくはずがない、と大反対。でも、悩みに悩んでいる私を見て、「どうしてもというなら、よく食べに行く四川料理店の陳建民さんに料理チーフを紹介してもらいなさい」と助け舟を出してくれたのです。陳建民さんは、料理の鉄人でもある陳健一さんのお父さまで、日本に本格的な四川料理を紹介した方でもあります。

こうしてオープンしたのが「華都飯店」。1965年のことです。

メニューはチーフと相談して決め、長女が支配人として手伝ってくれることになりました。これまで料理を作っておもてなしをすることはあっても、お金をいただいたことがなかったので、とても恥ずかしく感じました。

それでもおいしかった、と言ってくださるお客さまが日に日に増え、恥ずかしいなどと言っている場合ではなくなりました。

こうして料理を教える一方、お客さまに喜んでいただける中国料理店を構えるに至りました。その後、住んでいたマンションの建て替えなどがあり、華都飯店は東京・六本木に移転。へれん経営のもと、昨年にはオープン51年を迎えました。

中国料理は「色香味倶全《サァシャンウエイジィチゥエン》」。
色も香りも味も
すべて備わっているという意味です。

料理を楽しみ、健康を維持するために、中国料理がもっとも重要視しているのが「色香味俱全」ということです。

どんな簡単な料理でも、色と香りと味がすべて備わっていなければならないと考えます。見た目のいろどりがない料理は食欲をそそらず、香りがなければ興味もわかず、味が悪ければ楽しみも健康もありません。

もうひとつ、中国料理のいいところを挙げるなら、融通がきくところです。西洋料理や日本料理のように銘々に料理を盛り付けて出すと、急にお客さまがひとり増えたら慌ててしまいますよね。

その点、何種類も作って大皿に盛る料理は、お皿と箸さえ追加すれば問題はありません。みんなで少しずつ分け合えばいいからです。

夫がお連れするお客さまが1人増えても、2人増えてもまったく慌てなかったのは中国料理だったからなのです。

祖父母から教わった食の原則。
私たちのからだの5つの場所を
満足させることが重要です。

祖父母からは食に関することをたくさん教わりました。

たとえば食は単に胃を満足させるものではないということ。「口」「舌」「目」「頭」「心」の5つを同時に満たさなければいけないのです。

「口」は食べものが口に入ったときに、それはどこから来たのか想像すること。

「舌」はどんな調味料を使い、どのように味付けをしたものかを理解すること。

「目」は盛り付けの美しさを見ること。

「頭」は味を覚え、将来、その味を再現すること。

「心」は食材を収穫してくれた人や料理を作ってくれた人に心から感謝すること。

この5つが可能となるのが「本当の食」です。

自分で味わうときはこの5つを実践し、料理を作る側に立ったときには食べる人にこの5つを感じてもらえるようにすること。

一度も料理を作ったことのない私が料理研究家として仕事ができたのは、この祖父母の教えがあったからだと信じています。

「華都飯店」の春夏秋冬をお話しします。
春の春餅《チュンピン》と冬の酸菜火鍋《スワンツァイホオグォ》は
当家の名物料理といえるものです。

ひと口に中国料理といっても、地域によってだいぶ違います。華都飯店では私が生まれ育った東北地方を中心に、春夏秋冬それぞれの季節に合った料理を供しています。

春、季節を待ちきれないように一斉に花が咲き始めると、「ようやく春餅の季節がきたな」と思います。その名のとおり、春に食べるクレープのようなもので、いろいろな具を巻いて食べます。

作るのはそう難しくはありません。小麦粉に水を加えてよくこねて丸め、麺棒で丸くのばします。下に敷いた新聞の文字が読めるぐらい薄くのばし、ごくごく弱火で軽く焼きます。これにもやしやニラ、卵などの炒めもの、ねぎの千切り、甘味噌などをのせ、くるくる巻いていただきます。

馬家の料理人は春餅作りの名人でした。私はその味をよく覚えていて、おもてなし料理によく作ったものです。

夏、暑い季節は冷麺や冬瓜、れんこんを使った料理が主です。冷麺はおなじみ、冬瓜はスープにしますが、れんこんの料理は少し変わっています。皮をむいて穴が10個になるように3センチの厚さに輪切りにし、2枚の間にもち米をはさんで蒸します。これに氷砂糖をかけていただくのです。みなさん、あまり召し上がったことがないと思います。

秋、ゆっくりと料理を味わいたい季節です。この時期の代表料理は上海蟹でしょう。上海からほど近い江蘇省《こうそしょう》の陽澄湖《ようちょうこ》で獲れる蟹のことを〝上海蟹〟と呼びます。9月、10月は雄がおいしいと言われています。雌はおなかの中に黄色い「蟹黄」(内子)があり、これもぜひ味わいたいもの。生姜を加えた黒酢でいただくと、それはそれは美味です。

中秋のころ、菊の花を観賞しつつ、詩句を思い浮かべながらいただくのも風流ですね。華都飯店ではこの季節になると、ペンと短冊をみなさんにお渡しし、詩句を詠みながら上海蟹を召し上がっていただきます。忘れられない秋の一夜になればと、恒例の行事にしています。

冬、寒い季節は温かい料理に限ります。その代表は火鍋《ホオグォ》(中国鍋)。なかでも華都飯店でしか食べられない酸菜《スワンツァイ》火鍋は絶品、とみなさまに大好評です。

酸菜というのは、茹でた白菜を瓶に仕込み、すっぱくなるまでじっくりと自然発酵させた漬物です。私の実家があった地方では塩を使わないので、白菜そのものの味と甘みが凝縮しています。

干し貝柱や干しエビ、鶏がらなどからとったスープにこの酸菜、豚肉、凍り豆腐、春雨、ぜいたくにするなら牛肉や牡蠣、蟹などを加えます。たれは豆腐を発酵させた紅腐乳《ホンフウルウ》にスパイスを少々加えたものと、醤油、ねぎ、老酒《ラオチュウ》で作ります。唐辛子を少し加えるとよりおいしくなります。

日本はお花を1本だけスッと活けます。
中国では知らなかったその美的感覚が
とても素敵だと思いました。

中国と日本ではいろいろな違いがありますが、初めて日本に来て感じたのは美しさを感じる感覚の違いでした。

たとえば日本では小さな花瓶にお花を1本スッと活けますよね。中国では大きな花瓶にたくさんにぎやかに飾ります。いままで見たことのない日本式のシンプルな美しさにとても驚きました。

料理の盛り付けもだいぶ違います。中国は大きなお皿にドーンと盛り付けますが、日本はとても繊細。銘々に少なめに盛り付け、しかも器と料理の相性を考え、自然の葉や花を飾りに使って、あるいは料理そのものの盛り付けに季節感を出したりもします。

どちらがいいということではありません。どちらの国の考え方も知ることができた私は本当に幸せだなと感じています。

食の実体験が作り出した母の知識、昔の時代ならではのうらやましい時間です。

私が小さい頃、中国では大人数で食卓を囲むのが普通でした。祖父も父もテーブルマナーにはとても厳しく、少しでも食卓に水や料理をこぼすと、罰としてすぐに台所に行かなければなりませんでした。食事はそこで終わりになってしまうのです。

そんなちょっと悲しい思い出もありますが、いまになって思えば素晴らしい食卓の風景でもありました。

大人たちは料理されている野菜や肉、魚について語り、この食材はからだのここにいい、こんなときはこの野菜を食べなければだめだ、というように実際の体験に基づいた知識を披露するのです。まるで食に関する講義を聴いているような時間でした。

母もこんな食生活をしていれば健康でいられる、ということを子どものころから自然に学んできたのだと思います。

いまは食事をしながら、そんな貴重な体験談を話してくれる人もめっきり少なくなりました。それどころか、家族揃って食事をする機会すら減り、自分の子どもが何を食べているのか把握できないこともあります。

ときどき、母の生きた時代がうらやましくなります。

第四章

101歳まで健康でいるために実践したい料理のコツ。

料理油はカットせず、エネルギーとなり健康を保つために適量を使う。忙しくても素早くできる中国料理の調理法。発酵食品や旬の野菜も日々の食卓に。今日からすぐに実践できる、ささやかな料理のコツをお教えします。

敬遠されがちな油ですが、
活動のエネルギーと健康のために
適量は必要だと考えています。

調味料は主に、甘い、酸っぱい、苦い、辛い、塩辛いという5種類があります。この5種類は使い方や配合を間違えると、とんでもない味になってしまうので注意が必要です。どれを多めに使うのか、どれを控えるのか、そこがおいしい料理かどうかの分かれ道になります。

私が料理教室を始めたころ、どこで聞きつけたのか、ある新聞社が取材にやってきました。何の料理を作ったのか記憶は定かではありませんが、おそらく炒めものだったように思います。

そのころ、中国料理ではラードを使うのが普通でしたが、カロリーが高すぎるのと、生臭さがあったので、私はサラダ油を使うようにしました。当時としてはめずらしいことでした。

新聞には私のレシピがそのまま載りました。すると、

「読者から、サラダ油の量を間違えているのではないか、多すぎるように思う、という問い合わせがありました」

という電話が新聞社からかかってきました。

おそらく4人分で大さじ3のサラダ油とレシピに書いたと思いますが、もちろん、分量に間違いはありません。

ラードはもとより、いまでは植物油も敬遠されがちですが、私は適量の健康的な油はからだのために必要だと考えています。それがエネルギーとなり、健康を保つと経験上知っているからです。しかも、家族4人分の炒めものなら、大さじ3ぐらいの油は何の問題もありません。その油すべてがからだの中に入るわけではありません。

中国料理では昔から油を合理的に使ってきました。

たとえば炒めもの。油を豊富に使い、強火でさっと短時間で仕上げるのが基本です。熱を通す時間を短くすることで、食材の栄養分を壊さず、食材の持っている味と香りを生かし、独特の食感を残すことができるのです。

しかも私はサラダ油を一度熱し、そこに生姜やねぎを入れて香りをつけ、取り出してから炒めものをよく作ります。単なる油ではなく、香りのいい調味料として活用しています。

いまはサラダ油だけでなく、コーン油、紅花油、菜種油、オリーブオイル、ピーナッツオイル、アーモンドやココナッツなどさまざまな油があります。

過度の摂取は問題かもしれませんが、オイルカットばかりが健康にいいわけではないはずです。

好みの油を適量、料理に合わせて使ってほしいと思っています。

料理を作るときの「ダメ」がいくつかあります。
いい加減はダメ、旬の野菜を知らないとダメ、
下準備をきちんとしないとダメです。

4年前に背骨を骨折するまでは、月に1度の料理教室を続けていました。その教室で何度も繰り返してお話をしたのは、おいしい料理を作るためにいくつかのダメがあることです。

ひとつはいい加減に作ること。調味料はだいたいでいいや、炒める時間も適当でかまわない、というような作り方ではおいしいものはできません。

2つめのダメは、旬の野菜を知らないこと。春夏秋冬、それぞれに旬の野菜があります。その季節の野菜は栄養もたっぷり、新鮮でおいしいもの。いまは年間を通じていろいろな野菜がありますが、本来はきちんと旬があります。おいしい料理には新鮮な材料が不可欠です。

3つめは下準備をしないとダメ。とくに中国料理は下準備が大切です。にんにくや生姜などの香りの野菜を刻み、肉や魚、野菜を切り、酒や醤油、塩や胡椒など調味料も分量を量って揃えておきます。すべてが揃ってから調理をしてくださ い。食は健康のためだけでなく、生きる楽しみでもあります。おいしい料理を食べる喜びを持ち続けてください。

途中まで調理しておけるのが中国料理です。
忙しい人でもアッアッの
おいしい料理を作る方法を教えましょう。

日本でよく知られる中国料理のひとつに「ホイコーロー」があります。漢字で書くと「回鍋肉」です。「回」という字にはめぐる、かえるという意味があり、まさに肉を鍋にかえす料理なのです。

作り方をご紹介しましょう。生姜とねぎを加えたたっぷりのお湯の中で豚肉のかたまりを40分から50分ほど茹で、冷ましてからスライスにしておきます。鍋に油、生姜、にんにく、ねぎを入れてサッと炒め、香りが出てきたら肉とキャベツを加え、あらかじめ作っておいた味噌の調味料を入れて混ぜれば出来上がり。

茹でた豚肉を再び鍋に戻して調理することからこの名前がついたのですが、茹でるまでを前日、あるいは出かける前にしておけば、あとは炒めるだけ。アツアツの料理を作ることができます。

こんなふうに肉だけ蒸したり茹でたり炒めたりしておき、食べる前に野菜と合わせて1品作る、ということが中国料理はできるのです。

忙しいみなさんにはぜひとも、半分作っておける中国料理の献立を活用していただきたいなと思っています。

寒い季節はからだを温める鍋料理。
7色の食材をバランスよく入れて
おいしく食べましょう。

私が育った中国の東北地方ではよく塩魚を食べたものです。冬になると海も川も凍って漁に出られないため、魚を塩漬けして春になるまで食べるのです。定番は塩漬けの魚を、水に漬けて柔らかくした大豆とともにじっくり煮る料理です。寒い季節に貴重なたんぱく質をおいしくとれる一品です。

からだを温める鍋料理もよく作りました。気を配るのは食材の色です。緑、赤、黄、橙、紫、白、黒の7色をバランスよく鍋の材料にすること。白は白菜や豆腐、赤は唐辛子や牛肉や羊肉、黒はキクラゲやゴボウ。当時は鍋料理とホカホカの饅《マン》頭《トウ》が冬のからだにいいといわれていました。

春になると氷が溶けた海から揚がってくる魚、エビ、カニを食べるのが楽しみでした。

季節によってからだの状態は変わります。だからこそ、年中同じものではなく、その季節に合った旬の料理を食べることが必要です。

中国でも発酵食品をたくさん使います。
とくに血流にいい影響を与える酢は
もっと活用してほしい調味料のひとつです。

私が子どものころ、家には高さ1メートルぐらいの大きな壷がたくさんあって、味噌も漬物も自分たちで作っていました。

味噌は春の訪れとともに仕込みます。大豆を洗い、いっぱいの水を入れて一晩置きます。翌日、豆を煮てつぶし、5センチの俵型にして1か月間発酵させます。発酵したら塩を加えて壷に入れ、毎日、長い棒でかき回しながらさらにつぶしていきます。そして香りが外にまで漂うようになったら出来上がり。キュウリを炒めて味噌を調味料にしたり、北京ダックを食べるときの味噌のようにつけだれにもします。

大豆は味噌以外でも大いに活用します。まずは豆乳を作り、そこから豆腐を作り、さらに豆腐を発酵させて豆腐乳や紅豆腐乳を作り、鍋ものの薬味にします。

酢も発酵食品です。私の家では食卓に醤油、味噌、そして酢の小さい入れものが置かれていました。酢は黒酢や上海の近くの鎮江《ちんこう》で作っている香酢など、原料の違うものを揃え、料理によって使い分けます。疲れをやわらげたり、血流を改善する働きがある酢はもっと料理に使いたいものですね。

銀杏、茄子、大根、ふきは
からだによくておいしい
深みのある野菜です。

秋の味覚、銀杏はとても栄養があります。なにしろ、太古の昔から命をつなぐ木であるイチョウの種子です。生命力の強さを内に秘めていると考えられています。食べるときは固い殻を割り、水で茹でると簡単に薄い甘皮がはがれます。

秋といえば、茄子も夏の終わりから秋にかけて旬を迎えます。私は蒸して手早く縦に裂き、炒り卵をつけて食べるのが好きです。とても素朴な料理ですが、味わい深いのです。

大根は純白の美しい野菜ですね。中国の東北地方では大根は短く、紫と赤い色をしていました。日本に来て初めて白くて長い大根を見て、なんてきれいなんだろうと驚いたものです。甘み、辛み、苦みが味わえるさっぱりした大根おろしが好物です。

ふきは春の山菜とお思いでしょうが、春は苦み、夏は苦みと渋みと酸味が感じられます。いちばん旨みが増すのは秋。冬は甘みが強くなります。1年を通して五味を感じることができる野菜です。

日本も中国もお茶好きの国です。
心を落ち着かせるお茶を楽しみ、
ゆったりした時間を過ごしましょう。

日本でも中国でもお茶を楽しむ習慣があります。普通のお宅でも、和食や中華レストランでも、まずはお茶をどうぞ、と出してくれます。中国ではいまだに露店に何人も集まって、なごやかにお茶を飲んでいる風景を見かけます。

中国では5世紀に僧侶が酒代わりにお茶を用いたことが、お茶を飲む習慣につながったといわれています。唐代の陸羽《りくう》という茶人が書いた『茶経』という本によると、当時は湯呑に茶葉をそのまま入れてお湯を注いで飲んでいたそうですが、そうすると飲むときに茶葉がお湯に浮いて飲みづらいので、茶碗に蓋をして隙間からすすって飲む、と記されています。

中国は広いので茶の産地もいろいろで、収穫期や加工製法も同じではありません。種類は緑茶、白茶、黄茶、紅茶、青茶、黒茶が主で、紅茶は発酵させたお茶、緑茶は発酵させず、青茶は半分発酵させたお茶です。

私はどちらかというと日本の緑茶が好きですが、どのお茶も飲むと不思議に心が落ち着き、ゆったりした時間が過ごせます。

日本ではあまりなじみがありませんが、
小麦粉とゴマ油で作る
風邪の特効薬があります。

くしゃみをしたら私はすぐに葛根湯を飲むといいましたが、食べものでからだを温めて治す民間療法もあります。

小麦粉を鍋に入れて弱火でじっくりキツネ色になるまで炒め、そこにゴマの粒をパラパラと入れてさらに炒めます。そして最後にゴマ油を少々。

これに熱いお湯を注いでよく混ぜて飲むのです。

寒気がするような風邪のときはよく飲んだものです。味は日本の麦こがしのよう。こうばしくてなかなかおいしいですよ。

春は香りを大切に、夏は彩り、
秋は味濃く、冬は温かい料理に。
母が教えてくれた四季の調理法です。

母に教わったことはたくさんあります。たとえば料理を食べながら私たちによくこんなことを言っていました。

「春天万物出生、夏天成熟、秋天収穫、冬天貯蔵」

（春に万物は生じ、夏に成熟し、秋に収穫して、冬には貯蔵する）

中国の東北地方の四季、人々のまっすぐな生活が思い浮かびます。

また、キッチンで料理をするときは
「春天毎要有香味、夏天要注意色彩、秋天要味濃、冬天要温熱」

（春は香りを大切に、夏は彩りに注意し、秋は濃い味付けに、冬は温かい料理にする）

母は実際にキッチンに立って料理をすることはありませんでしたが、私が知っている料理に関するさまざまな知恵は、母から学んだものです。

「食がわかるには五世代かかる」という諺。
一朝一夕にはわからない奥深い料理だから
次世代へ継承していく必要があります。

中国には「三世知衣、五世知食」という諺があります。
三世代かかって着るものがわかり、五世代かかって食がわかるという意味で、4000年もの歴史がある中国料理には、長い時間かかってようやく理解できる奥深さがある、ということでしょう。

私の祖母、母、私、娘、孫の衣真まで数えてようやく五世代となります。そう考えると、なんて長い年月でしょう。時代も大いに変わりました。

時短がよしとされる風潮のなか、どんなものでもただお腹がいっぱいになればいい、着るものなどなんでもかまわないわ、という考えが普通にならなければいいなと思います。

食は満腹感を得るだけでなく、正しい食生活を送ることで健康を守り、家庭もうまくいき、人と人との交流も深まっていくものです。自分が受け継いだ知識や知恵を次の世代へと渡していくことの大事さを思わずにはいられません。

料理をするとき
いちばん大事にしてほしいのは
食べものに感謝する心です。

「中国料理を作るときに、何がいちばん大事ですか？」

と聞かれたことがあります。下ごしらえをきちんとすること、食材はバランスよく、あるいは調味料の配分は間違えず、手早く料理をするなど、大事なことはいくつもあります。

でも、私がいちばん大切だと思うのは食べものに感謝し、愛情を込めて料理をすることです。

子どものころ、祖父母から教わった「食を満たす5つの原則」の最後は「心」です。食材を収穫してくれた人に感謝をし、料理を作ってくれた人に感謝をする心がなければいい食事はできません。その教えは今も守っています。

自分で料理を作るようになってからは、愛情を込めて作ることも心がけています。味に関係がないと思われるかもしれませんが、そんなことはありません。

大切な人のことを考えながら作れば、味も調理も不思議といい具合に出来上がるのです。

おわりに

どうしてそんなに元気で、頭の中がクリアなのですか。

そんな話をうかがい、馬渥伯昌さんご自身が書いた原稿を見せてもらうために、月に数回、ご自宅へ向かいました。そのたびに、色鮮やかな美しいブラウスを着て、薄く口紅をひいた姿でにこやかに出迎えてくれます。そしてテーブルの上には山ほどの資料が積み上げられていました。

昔のことを思い出し、その話をするために必要な本や写真、墨絵の道具、昔書いたメモや覚書などをきちんと揃えて待ってくれているのです。

私たち取材陣をがっかりさせないよう、毎日2時間以上は机に向かって準備をしていたと、娘のへれんさんも驚くほど。年齢を重ねてもまだまだ「現役」でいる女性の姿を見るのは、自分たちの将来を考えるうえで大きな勇気になります。

馬遅伯昌さんの前著書は『十年樹木、百年樹人』（講談社）ですが、その言葉は、「木が育つには十年が必要、人が立派に育つには百年が必要」という意味を持つ中国の言い伝えです。

百年を超えた馬遅伯昌さんの日々の食、生活の工夫、前向きな考え方を一冊にまとめました。

ささやかな心がけのひとつひとつが、心豊かに暮らすヒントになり、生きる楽しみ、勇気、励ましとなりますように。

馬 遅伯昌《ま・ち・はくしょう》

料理研究家。中国ハルビンの実業家・遅家に生まれる。
ハルビン女子高等学校卒業後、日本の自由学園に留学。
卒業後は中国に帰り、実業家で旧満州国皇帝の血縁でもある馬氏と結婚。
戦後、再来日し、中国の家庭料理の作り方を伝えはじめる。
一九六五年、「食を通して中国の文化を日本に」と東京・三田に「華都飯店」を開く
（現在「華都飯店」は、娘の馬へれんが経営を引き継いで、
六本木のアークヒルズ仙石山森タワーを本店とし、ほかに大阪、福岡、鹿児島でも展開）。
海外でも料理本を多数出版し、六八年にはドイツ・フランクフルトで開催された
国際料理博覧会のコンクールにおいて、その著作に対して銅メダルが授与された。
娘・馬へれん、孫・馬 衣真の母娘三代で、
料理教室や講習、書籍などを通して中国料理に携わっている。
主な著書に『十年樹木、百年樹人』（講談社）など。

食べものが命をつなぐ
ささやかな心がけで気がつけば101歳

二〇一六年 九月一五日 第一刷発行

著者 馬遅《まち》伯昌《はくしょう》
発行者 石﨑 孟
発行所 株式会社マガジンハウス
〒一〇四-八〇〇三 東京都中央区銀座三-一三-一〇
書籍編集部 ☎〇三(三五四五)七〇三〇 受注センター ☎〇四九(二七五)一八一一
印刷・製本所 中央精版印刷株式会社
撮影 清水朝子
企画構成 高橋 環
画 馬遅伯昌
ブックデザイン 鈴木成一デザイン室

ISBN978-4-8387-2890-9 C0095